体幹を整えて不調を消す

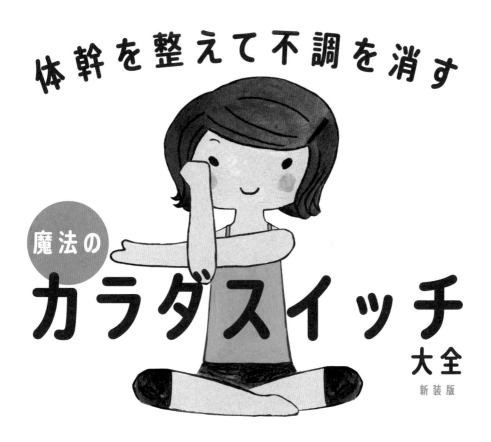

# 魔法の カラダスイッチ 大全

新装版

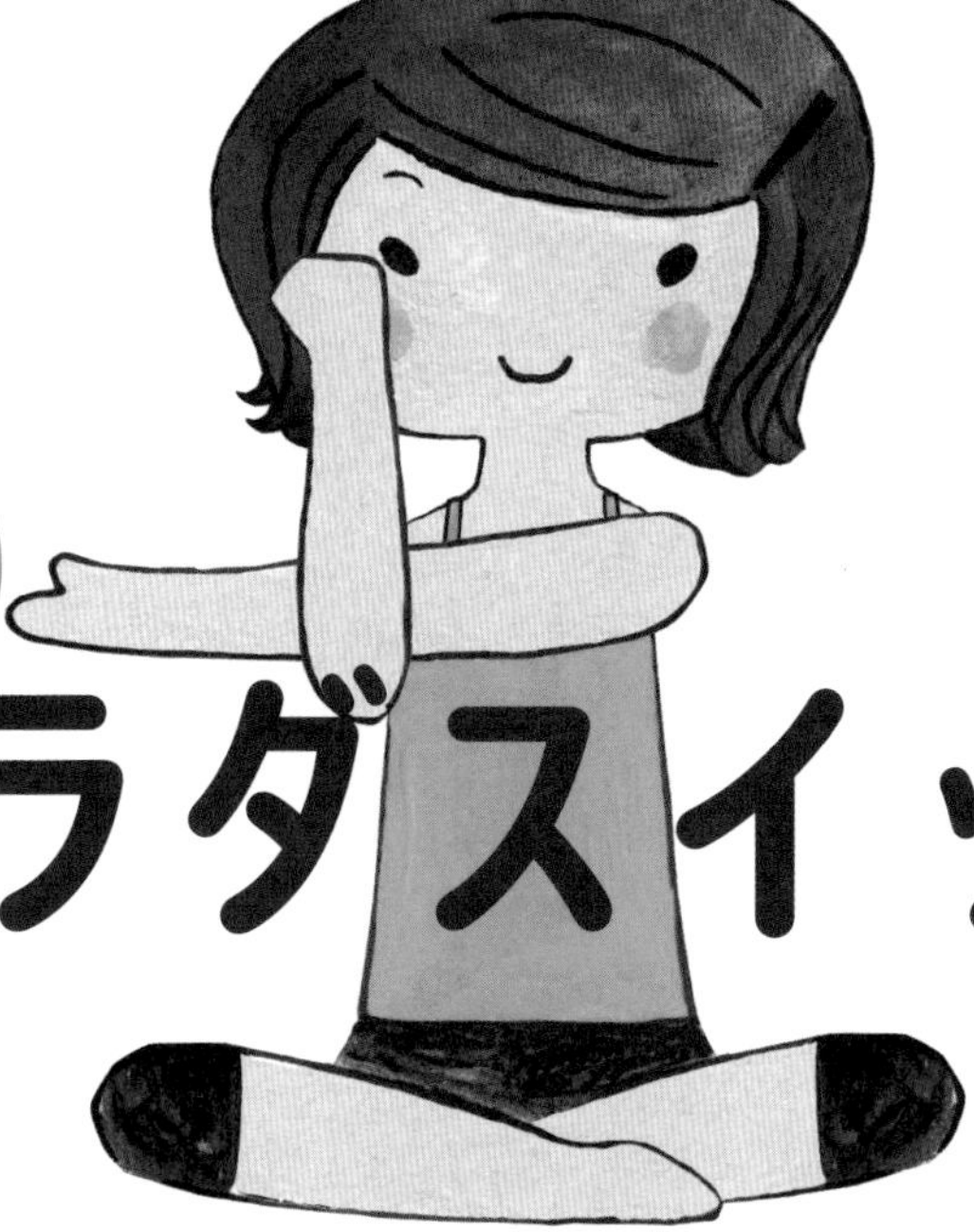

Kimmy Works代表
那須公宏

自由国民社

健康が気になる、あなたへ。

この本は、**世界で一番**
**シンプルで効果的な**健康本です。

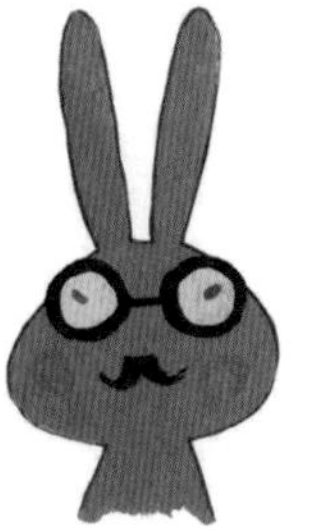

どのくらい効果があるかって？
まずは、試してみましょう！

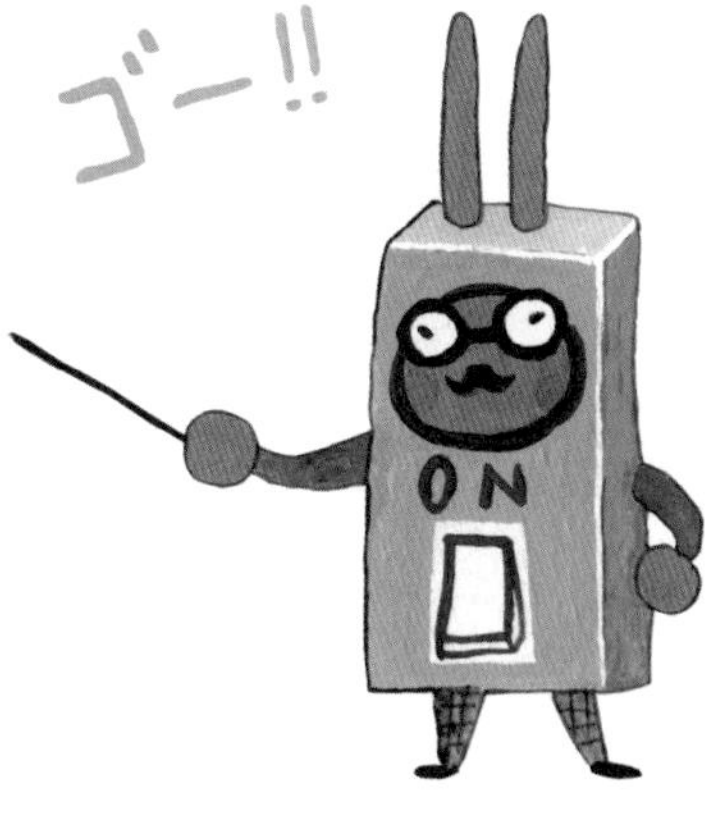

# その1

本を持ったまま
体を前に倒して、数秒キープ。
それからゆっくりと戻してください。

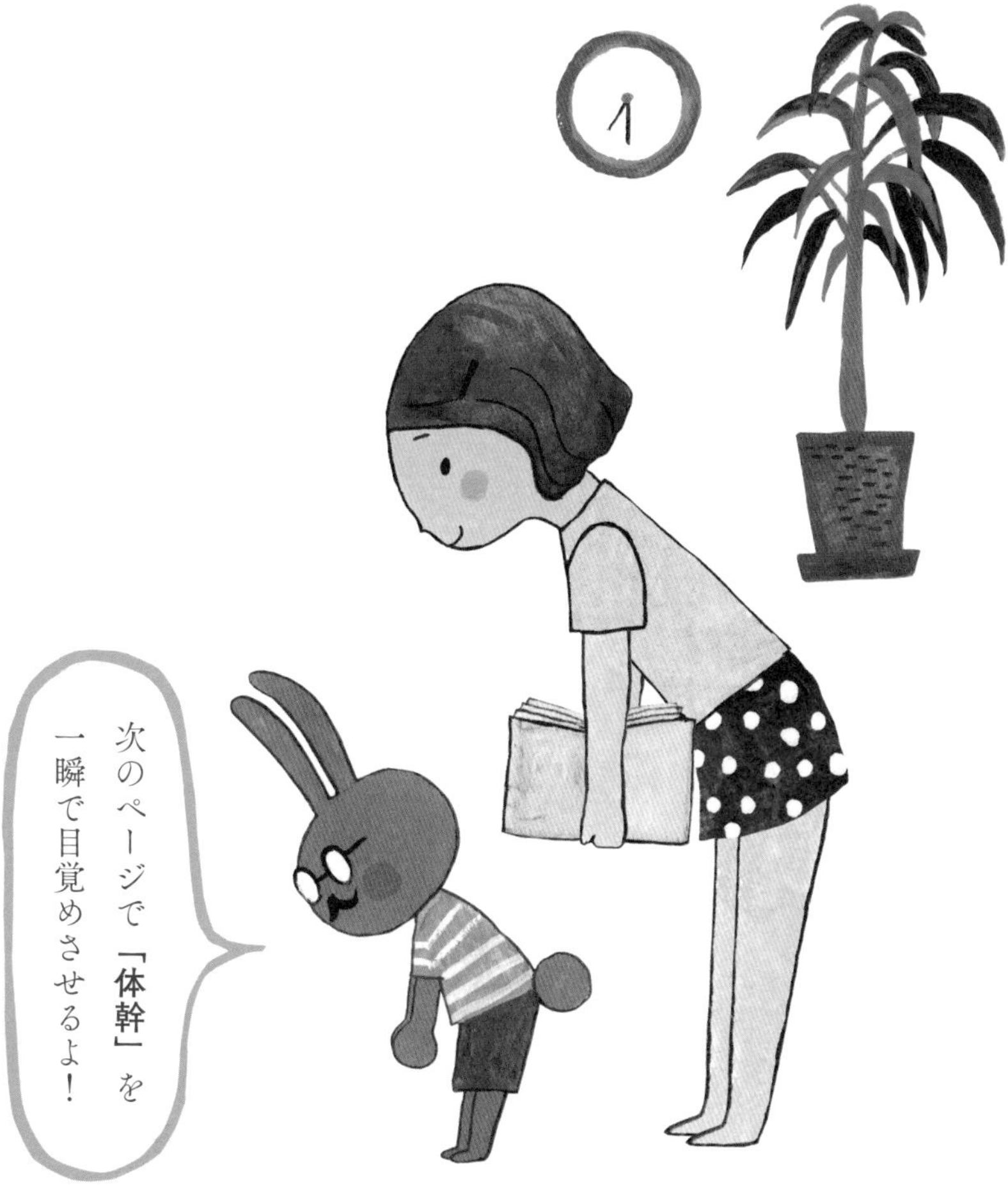
次のページで「体幹」を
一瞬で目覚めさせるよ！

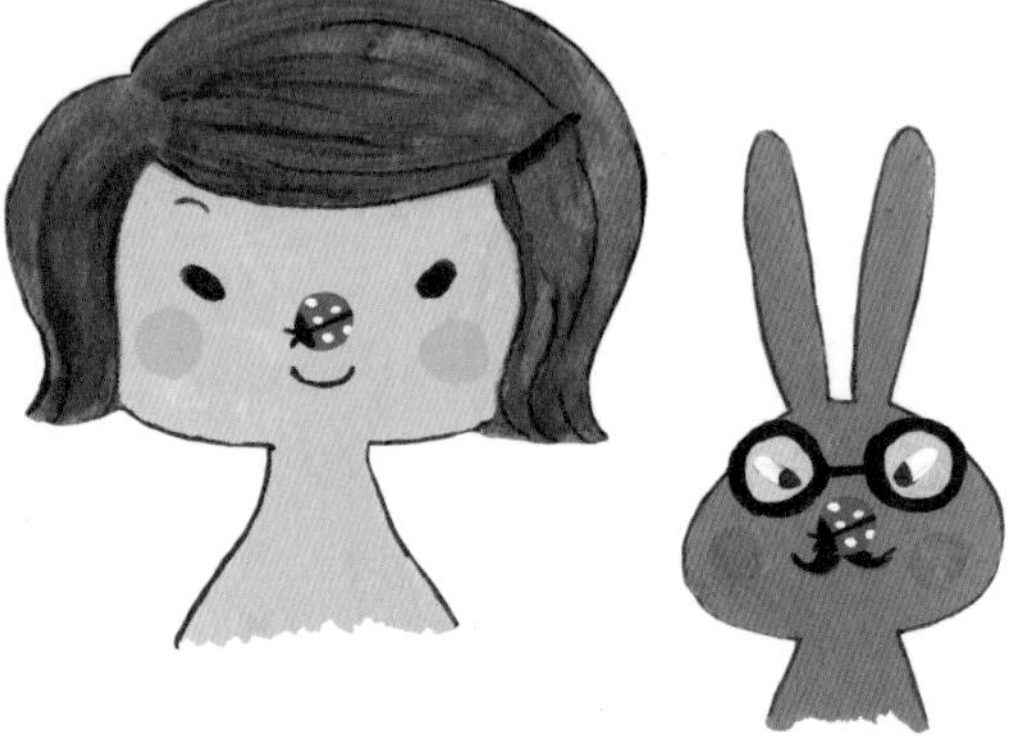

次に、
**鼻の頭****を意識しながら**
先ほどと同じように
体を前に倒してみてください。

**自然に体幹が目覚める**ので、腰や背中に負担がなく
楽に体を動かすことができます。

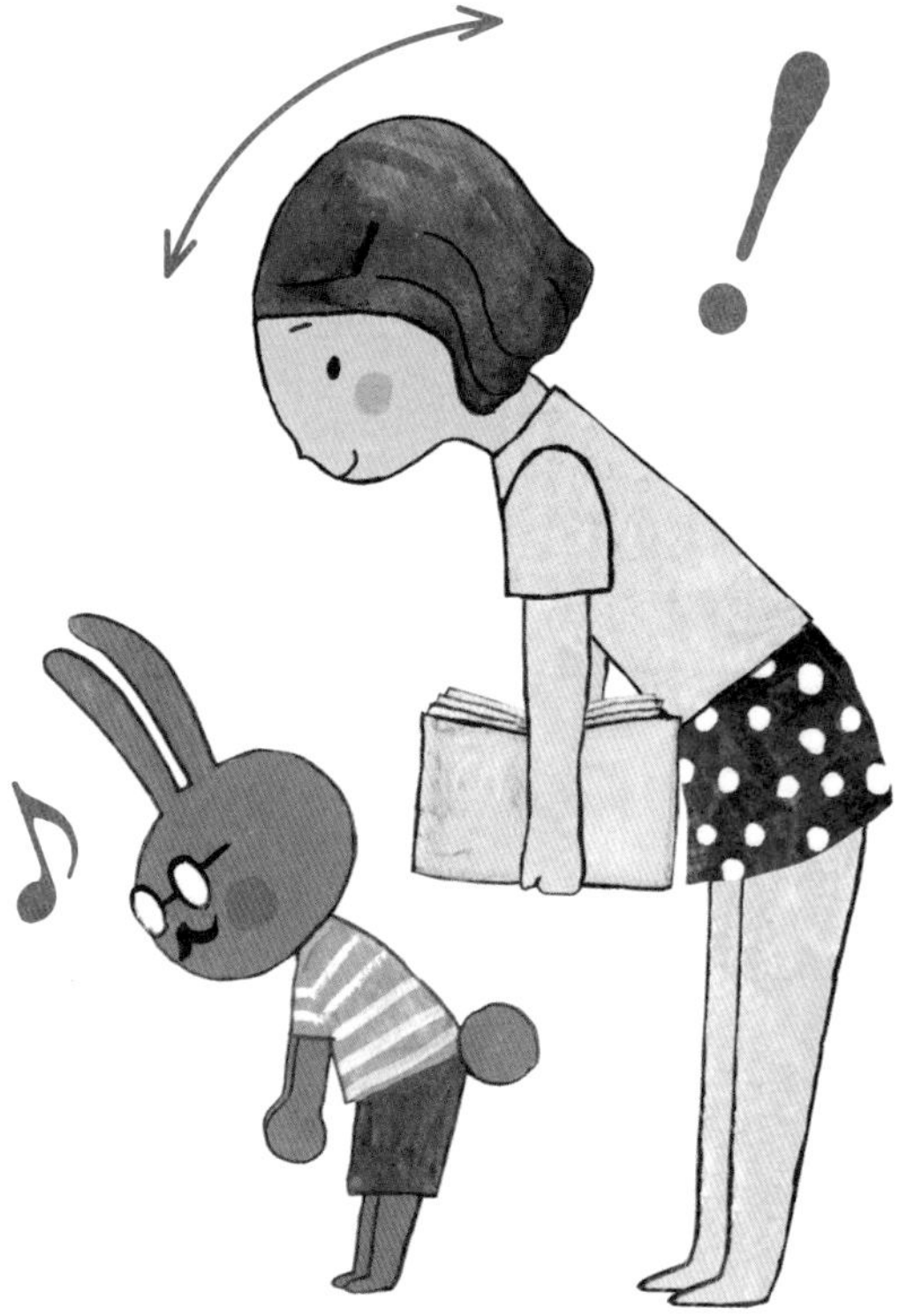

体を戻す時も**鼻から戻してあげる**と
ほとんど力を使わずに元の姿勢になることができます。

## その2

首をそらして、
天井を見上げてみましょう。

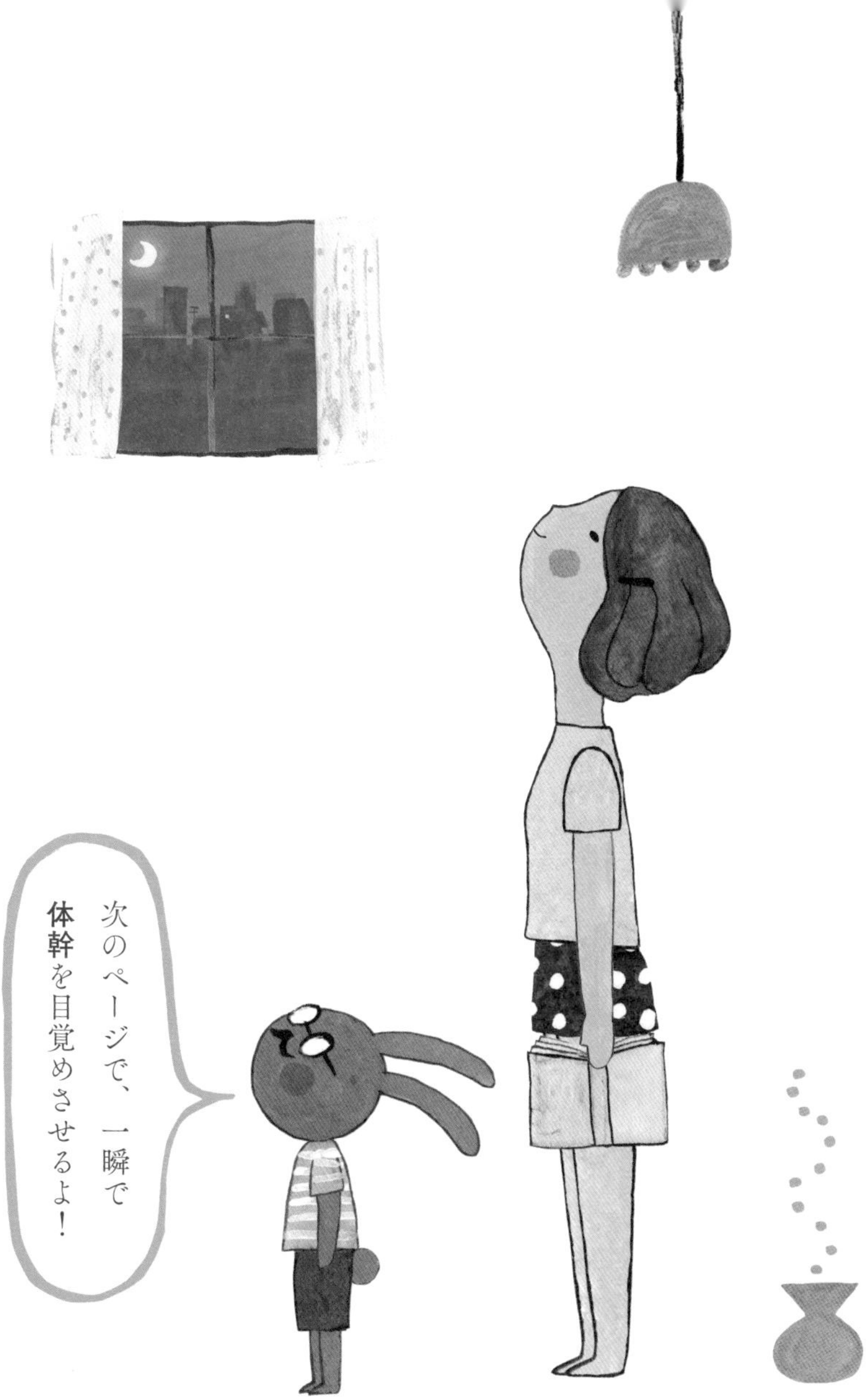
次のページで、一瞬で
体幹を目覚めさせるよ！

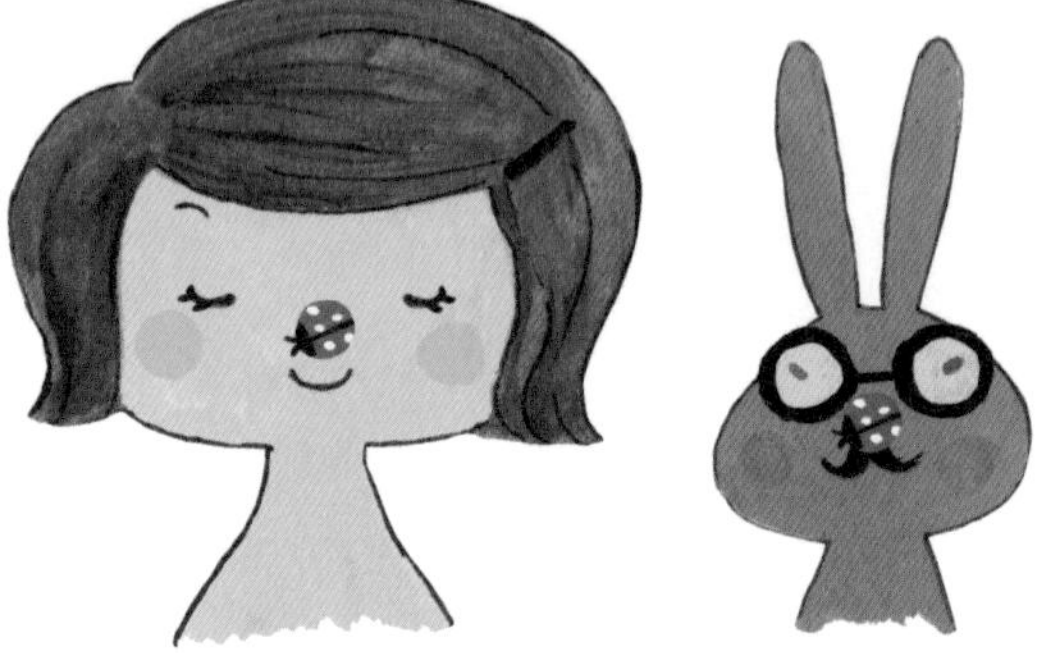

今度は、
**「鼻で天井を見る」**
ように動いてみましょう。

首だけの動きではなく、**自然に胸が開き、**
**骨盤が前に移動して**全身で無理なく動きます。

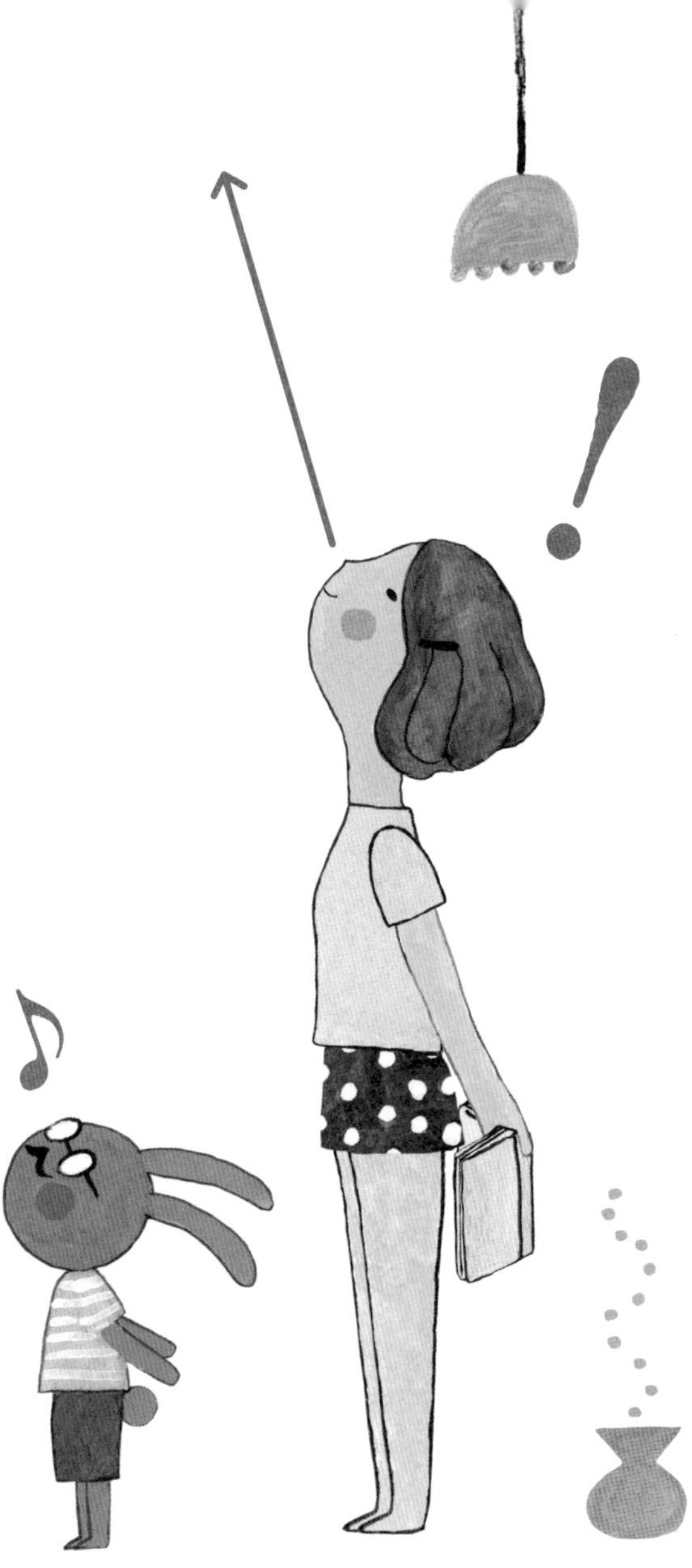

これも体幹が目覚めた影響です。
やはり、**姿勢を戻す時も鼻から帰ってきましょう。**

# その3

リラックスして、ゆっくりと身体を
左右にねじってみましょう。
（手の位置や形は自由です）
**動き具合**や、**どこまで見えるか**などを
おぼえておいてください。

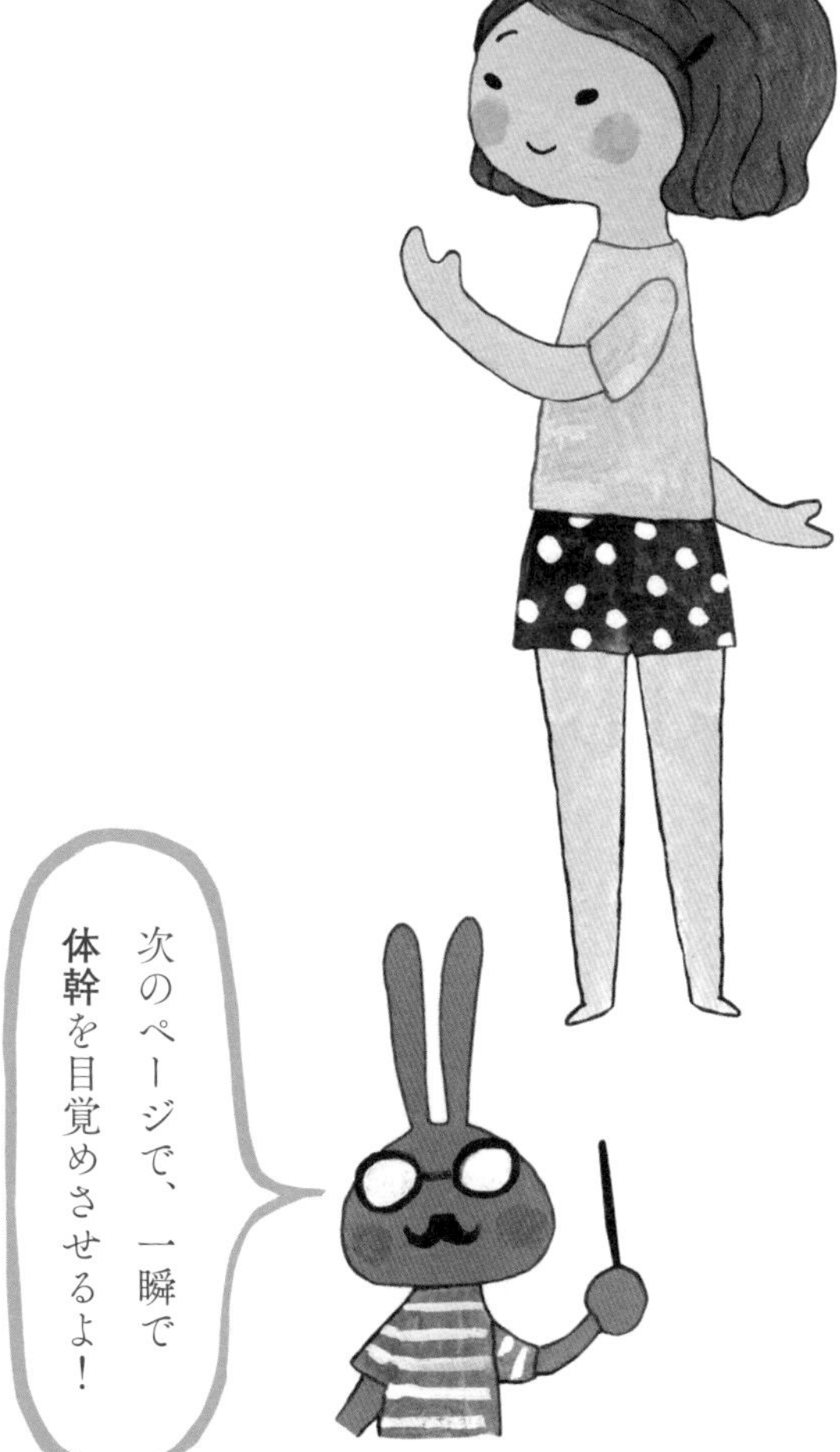
次のページで、一瞬で
**体幹**を目覚めさせるよ！

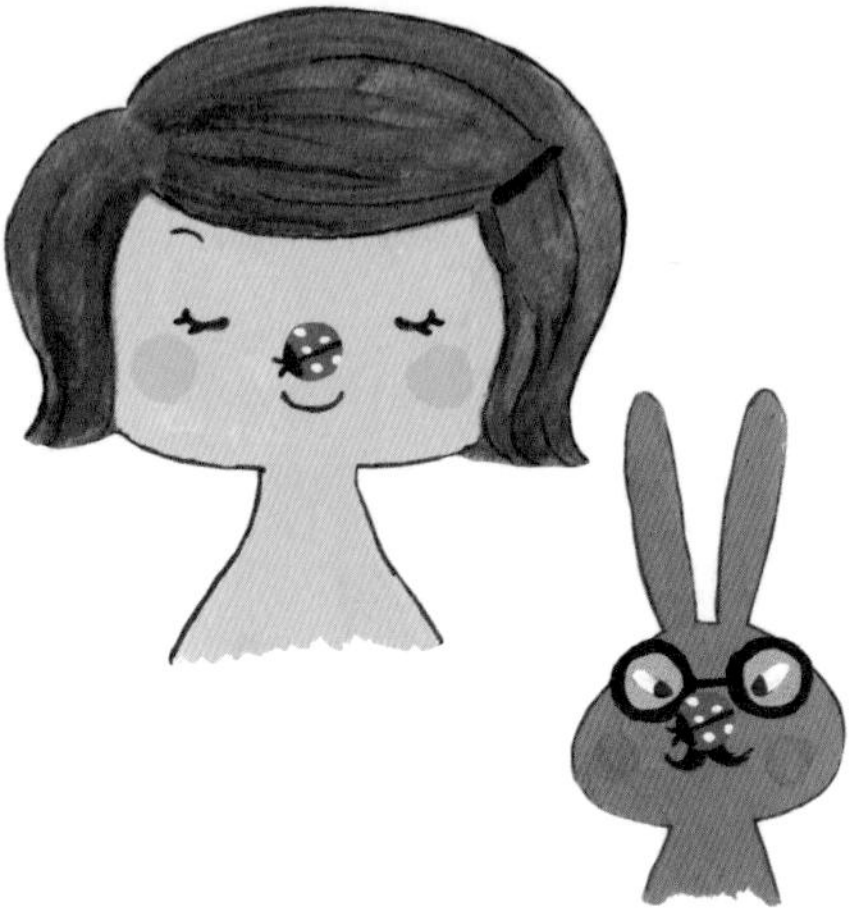

「鼻の頭を意識しながら」
リラックスして
身体をねじってみましょう。

体幹が目覚めて、全身が自然に連動して、
**より大きく快適な動き**になります。

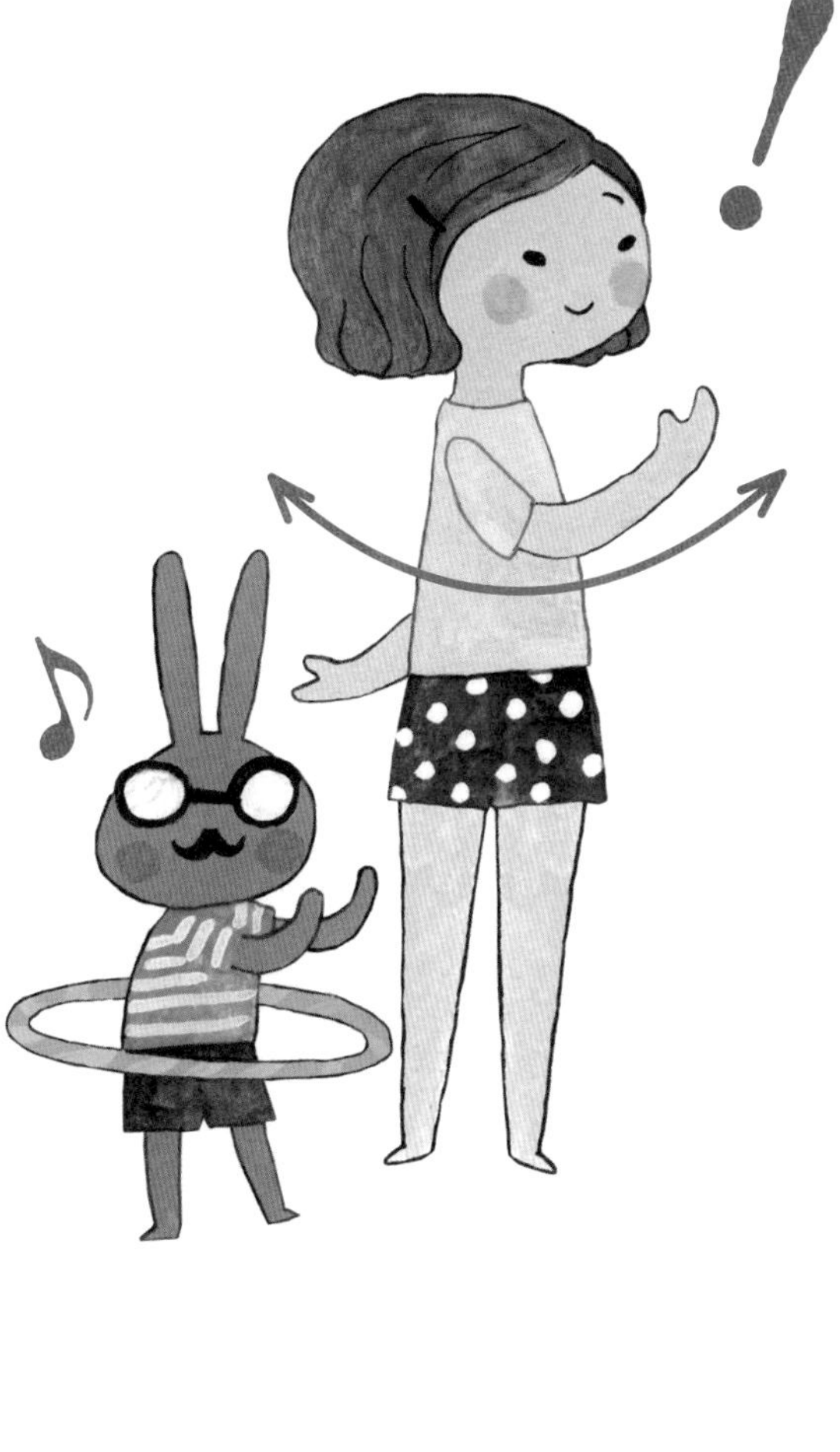

他にも実用例がたくさんあります！
**詳しくは本編で！**

プロローグ

# 体幹が目覚める「魔法のスイッチ」があなたにもたらすもの

この本は、現在治療やリハビリを必要としている方から、
世界で活躍するレベルのスポーツ選手の方まで、
健康を望む方と、より優れた体の使い方を求める方なら
どなたでも効果を実感していただける内容になっています。

たった4つの「魔法のスイッチ」に軽く触れる、もしくは意識するだけで、
あなたの潜在能力が目覚め、
しなやかで強い健康な体を手に入れることができるのです。

また、その「潜在能力的な体」を仕事やスポーツなどに活かすと、より高いレベルで楽しむことができるのです。

内容は一部にコツが必要なものや、何度か読み返して理解する必要があるポイントもありますが、総じて非常にシンプルになっています。

ぜひ、難しく捉えないで気楽に取り組んでみてください。


病気や不健全な状態を英語でDisease（ディズィーズ）と言います。

簡単という意味のEaseをDisで打ち消しています。

余談ですが、私が住む栃木や、茨城の北部では、高齢の方が調子が悪い事を「容易じゃない」と言うことがあります。

もしかしたら茨城や栃木の県北は英語文化圏なのかもしれません（笑）。

冗談はさておき、これは裏を返せば、
**健康や健全さは、気軽さや気楽さと共にある**ということを示しています。
この本で扱う**「魔法のスイッチ」は、**
**まさしく「気軽さ、気楽さ」そのもののメソッド**です。

人には、それぞれ求める「わかりやすさ」があります。
これは物事を理解するときに、
どのチャンネルが優位に働くかという差としても現れます。

この本は、

- **視覚や体感優位な方むけ**

→『見るだけで体が変わる魔法のイラスト』（自由国民社）
著者・小池義孝氏公認の「魔法のイラスト」方式

- **知識や言語感が優位な方むけ**

→解剖学や運動生理学などのエビデンスがある視点からの解説

などを交えて、
あなたが「魔法のスイッチ」を最大限に活かすことができるように
仕掛けをしてあります。

本書はシンプルであるが故に、軽く読み流せばそれなりの理解に、

一言一句を読み漏らさず日常にしっかりと落とし込めば
それだけ意味の深さを理解できるように書かれています。

つまり、本書をどのように活かすかは「あなた次第」だということです。

目的ごとに読み進める順番を変えても構いません。
しかし、人体が全部で一つのユニットになっているのと同様に、
本書も全体で一つのユニットになっておりますので、
最終的には、すべてをお目通しいただけると嬉しいです。

また、何度も読み返すことで新しい発見があるはずです。

**ぜひ、あなたの素晴らしい人生に、この本をお役立てください。**

# 体幹が目覚める「魔法のスイッチ」はたった4つ。

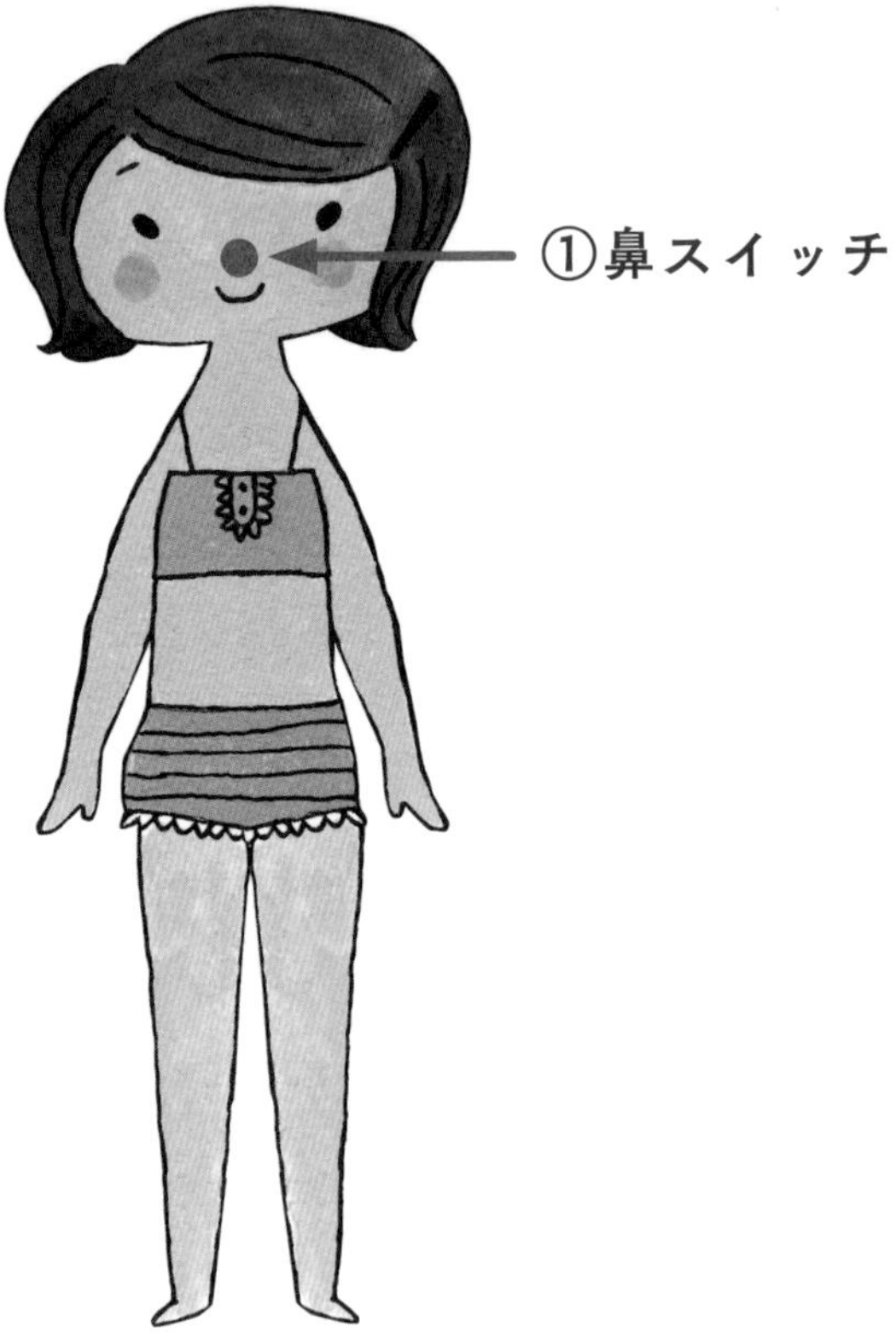


**①鼻スイッチ**

運動能力の飛躍的な向上、日常生活動作の快適化、
仕事や目的達成の効率化に

**②僧帽筋《そうぼうきん》スイッチ**

上半身の機能向上、心肺機能の強化、
全身のバランスアップ、自分で不調を治したい時に

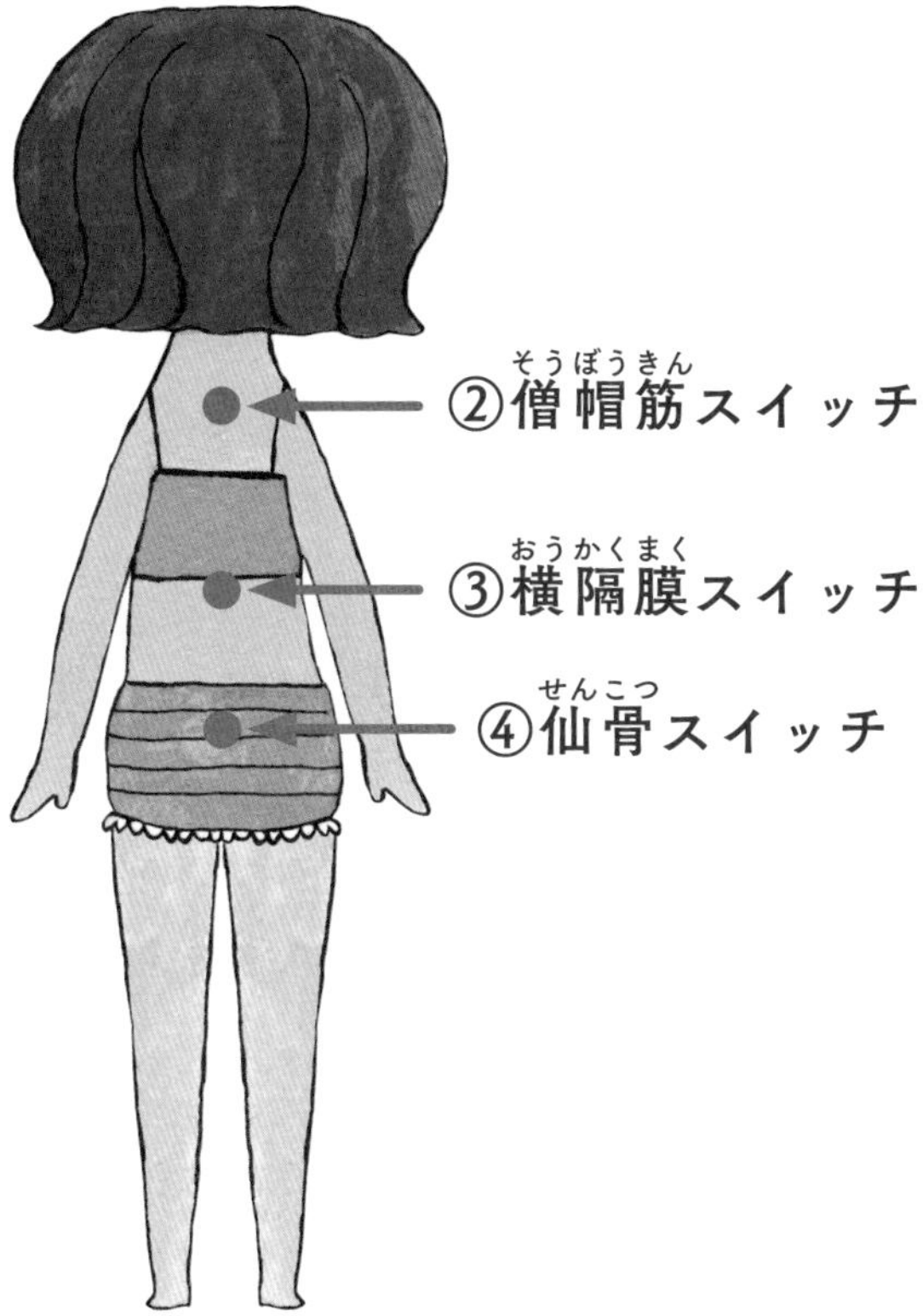


③横隔膜《おうかくまく》スイッチ

体幹の要、健康脳の構築、内臓の機能回復、
心肺機能の強化、メンタルの強化

④仙骨《せんこつ》スイッチ

全身のパワーアップ、体の土台と軸の強化、
下半身の機能強化、スタミナ回復、妊活にも

# 体幹が目覚める「魔法のスイッチ」とは？

## 体を正常に近い状態にリセットする「魔法のスイッチ」

何か不調や痛みがある時、ほとんどの人が「この不調をどうにかしよう」という意識を持ってしまいます。

きっとあなたも、これまで何かしらの不調や違和感を感じ、世に数多くある治療や健康法を試し、それがなかなか功を奏さず、新たな解決策を求めてこの本を読んでくださっているのだと思います。

魔法のスイッチのメカニズムは本編に譲りますが、まずここであなたの健康や、不調の解消に対する誤解を解いておく必要があります。

この本では、便宜上「さまざまな症状を改善する」という形で表記していますが、実際は不調や症状に対して働きかけるのではなく、**「体をより正常に近い状態にリセットする」**ことで、体が自動的に本来の機能を取り戻し、結果的に症状の快癒や軽減が起

こる　という状態を作り出します。

「そんなことが可能なの？」

まだあなたは疑いを持っていると思いますが、それは当然の反応だと思います。なぜなら、これまであなたにこうしたことを可能にする「具体的な方法」が示されていなかったからです。

## 「魔法のスイッチ」で体が自動的に変わる理由

ホメオスタシスという言葉をご存知ですか？

「恒常性維持機能」と訳されます。

ホメオスタシスは知らなくても「自然治癒力」ならご存知だと思います。自然治癒力は、恒常性維持機能の一つです。

これらの働きは、人間の能力を顕在的なものと潜在的なものに分けた場合に「潜在能力」の側にあります。

不調は、この働きが何らかの理由であなたから切り離されてしまい、正常を保つ機能が低下、もしくは失われている時に起こるものです。

本編で詳しく説明しますが、**魔法のスイッチは、現在のあなたが健康であろうが不健康であろうが関係なく効果を発揮します。**

例えば、0《ゼロ》という数字が健康を示しているとしましょう。

従来型の健康法は、足し算や引き算で0に近づけていくようなものです。

なので現状の把握が正しくできないと、ピッタリ0を求めることができません。

対して魔法のスイッチは「0を掛けてしまう」感覚です。

現状が1億だろうがマイナス10億だろうが、0を掛ければ答えは0＝健康です。

スイッチをONにする意識や体の反射を利用して、あなたの潜在能力を顕在化させ、恒常性維持機能が前面に出ている状態で生活すれば、そもそも調子が悪くなる理由がなくなる、というのが本書でお伝えする概要です。

## 誰でも使えて、体が変わる確率は100%

では、魔法のスイッチで体を変えられるようになるために、一体どれほどの修行や訓練が必要なのでしょうか？

**修業や訓練は、全く必要ありません。**

人間は本来「不健康を維持するよりも健康体を維持する方が得意」です。

体を正常な状態に戻す「魔法のスイッチ」の場所を覚えて、指先で軽く触って、可能な限りリラックスして普通に体を動かせば、体の方から勝手に変わってきてくれます。

あとは、「良い状態」で生活することになじむまで、思い出した時にこのスイッチを使い続けるだけです。

こんな、まるで漫画にでも出てきそうな魔法のスイッチですが、これまでに施術やワークショップ、個人レッスンなどで多くの方に伝えて、変化を体感できなかった人は0人です。

感じる程度の差は当然ありますが、全員が確実にその場で変化を体感しています。

**横隔膜スイッチを触りながら鼻で深呼吸をしただけで、数十年悩まされた頭痛がその場で消えた！**という例も全く珍しくありません。

## 健康になりたければ、「健康な人生のスイッチ」を入れるだけ！

自然に健康を維持できている人は、健康を維持するために努力は必要ありません。ただ「健康な人」として普通に生活をしているだけです。

なので、あなたが健康を取り戻したいのであれば、「魔法のスイッチ」を使って努力なく体を変化させ、その感覚を活かして「健康な人としての生活」を送ればよいだけです。「健康になる」とは「健康な人生を選択し、スイッチを入れる」ということです。

もし、その上で解決しきれない点があれば、専門家の手を必要なだけ借りればよいのです。

多くの健康本は、簡単なように見せていても実際には難しかったり、覚えることが多かったり、相当のコツが必要だったり、そのメソッドで変化した一握りの例を針小棒大に書いていたり…。

しかし、本書でお伝えするものは、ごく一部に少しだけコツや知識が必要なものもありますが、全体を通して本当にシンプルです。

では、健康に生きるために、なぜ「体幹」を目覚めさせる必要があるのでしょうか。

これについても本編で詳しくお話ししますが、人間が「歩く、走る、立つ、座る」などの何気ない日常生活動作を正確に行う時、常に内臓を含めた200個以上の筋肉が連動し続ける必要があります。その多くが**体幹**部分に存在しています。

この連動が失われているときに、痛みや不快感、しびれなどのいわゆる「嫌な感覚」を覚えるのです。これが不調（Disease）です。

「嫌な感覚」をなくす為には、24時間365日、常に内臓を含めた200以上の筋肉が同時に連動するようにしていく必要があるわけです。

ここで、質問です。

あなたは24時間365日、どんな時も、200以上の筋肉のすべてを同時に、自分でしっかり認識しながら正しく動かし続けておくことができるでしょうか？

ちなみに私は、ムリムリ！　できません！（キッパリ）

おそらく、あなたもできないと思います。できなくて正解なのです。
なぜなら、それは先ほど述べた「ホメオスタシス」の役割だからです。
ホメオスタシスは、これを容易（easy）にやってくれます。
**あなたがやるべきなのは、ホメオスタシスが働きやすい環境を整えることです。**

「じゃあその環境はどうやって作るの？」

もうおわかりですよね。
**「魔法のスイッチ」**を使うだけなのです。

## 70億人に届けたい！ 不調で苦しむ人がいない未来へ

よく質問を頂きます。
「こんなに簡単に体が良くなる方法を教えちゃったら、調子悪くて続けて通う人が減っちゃうのに、なんで皆に簡単に教えちゃうんですか？」と。

実際に、執筆中の令和元年9月現在での私の整体院は**平均通院回数2・1回**です。

※必要に迫られて通う回数です。気に入って通ってくださっている数は除きます。

クライアント本人が「もう大丈夫そう」と思ったら、ドンドン卒業してもらっています。魔法のスイッチがあれば安心なのです。

少し私の夢をお話しします。

・自分の技術をどれだけ良く見せて、他者よりも優れていると思ってもらえるか
・一か月で何人患者さんが来たか
・月にいくら稼いだか
・どうやって患者さんを手放さずリピートさせるか

これが世の多くの療法家が興味を持っていることです。

家族やスタッフを養うためや、自分の虚栄心を満たすには必要なことかも知れませんが…、療法家の本分としては…私はどうなのかと感じています。

「ちょっと夢が小さすぎやしませんか？」と思うのです。

私は元々そこにあまり興味がありません。

私は**「不調で苦しんでいる人がいない世界」**を目標としています。

大変な目標です。もしかしたら私が生きている間には達成できないかもしれません。しかし、少しでも早く達成させるためには、皆さんにドンドンこの「魔法のスイッチ」を知っていただき、私と直接関わらなくても健康を当たり前に維持できる人を増やしていく必要があるのです。世界に広げたいのです。

純粋に**「世界中のみんなが健康に生きている」**って、いいと思いませんか？

それが本書を執筆した理由です。

ここを目指すことで初めて、医師や療法家など健康に関わる職を選択する目的と意義が合致するのだと思っています。

ですので、もしあなたが私の夢を共有してくださるのでしたら、まずはあなたが「魔法のスイッチ」を使って健康になって、周囲の方にもこの本を勧めていただければと思っています。

**あなたが健康であることは、未来にとって大きな価値があるのです。**

また、巻末には「魔法のスイッチ」を使った「体幹瞬間覚醒メソッド」のインストラクター養成セミナーの案内も掲載していますので、より深く学びたい方や、私と夢を共有して進んでいきたいという方は、ぜひチェックしてみてください。

## 「魔法のスイッチ」を使うと、スポーツの成績も上がる

本来「高い身体能力」と「故障しにくい体」は、同時に成り立っているものです。体をちゃんと使えているから動けるし、体をちゃんと使えているからケガしない。誰もが一流の選手と認めるイチローさんや、百獣の王の武井壮さんは、まさしくそんな人の代表格と言えます。

「魔法のスイッチ」は単なる健康法や治療法ではなく、あなたの中で眠っている潜在能力を目覚めさせ、本来の体の機能を回復、向上させるものです。

なので、運動能力も当然向上します。

私は、**野球、テニス、ゴルフ、卓球、陸上競技、サッカー、ダンス、ヨガ**など、さまざまな種目の選手やインストラクターからフォームの改善や体の効果的な使い方の指導を求められます。その時は「魔法のスイッチ」の使い方のコツを指導しています。

そうすると、「○○をどのように動かして」といった類の具体的な指導をするまでも

なく、選手の方本人が自分で勝手に良い使い方がわかってしまうのです。

教わって覚えるものではなく、自分で理解するので忘れようがありません。

後は反復してその動きをマスターするだけですし、「魔法のスイッチ」は試合や発表会の時でもサラッと使えるので非常に便利です。

また、トレーニングをする時も、先に「魔法のスイッチ」をONにしてから行うことで誤った体の使い方を防ぎ、通常よりも効果的に「使える筋肉」を鍛えることができます。

選手としての記録などはいったん脇において、**「体の使い方がうまい」**ということに関しては、全員がイチローさんや武井壮さんレベルになることを「当たり前」くらいに思っておいてください。

そんなに難しい話ではありません。「魔法のスイッチ」は、そのためにあります。

## 「魔法のスイッチ」で、自由自在の人生を！

魔法のスイッチは、健康な人と、残念ながらうまく健康を維持できていない人のそ

れぞれの特徴をていねいに観察し、

**「誰でも簡単に、本来の姿である健康な状態を取り戻すことができる」**

という理想を具現化したものです。

地球上の70億人、またこれから生まれてくる人類の全員に有効なものです。

また、巻末の「極意の書」では、本書でお伝えしている健康メソッドを応用した**自己実現法**も記しています。

「なんで自己実現？」と思われるかもしれません。

実は、**健康に生きることと、夢を実現すること、これら二つの根底には同じ力学が働いている**からです。

ご自身の健康を簡単に取り戻したら、その後はあなたの夢を、同じ力を使って叶えてください。

健康のゴールは案外達成が早いものです。

なので、その先の夢の実現をも、見越しておいた方がいいです。

逆に、「夢の実現に取り組んだ方が、早く健康も取り戻せるのでは！」と思った方は、先に「極意の書」からお読みいただいても結構です。

ともあれ、「魔法のスイッチ」をまだご存じない他の人に先んじて、
**あなたがまず本来の健康を取り戻し、**
**あなた独自の素晴らしい人生を歩んでください。**
この本は、そのためのものです。

本書が、あなたの健康で夢あふれる人生の一助となることを願って、プロローグを終えます。

目次

## 第2章　なぜ「体幹が目覚める」ことが必要なのか？

## 第3章　知れば効果が高まる！「魔法のスイッチ」の解剖学

## 最終章　極意の書

# 第1章
# 日常生活を快適にする「魔法のスイッチ」

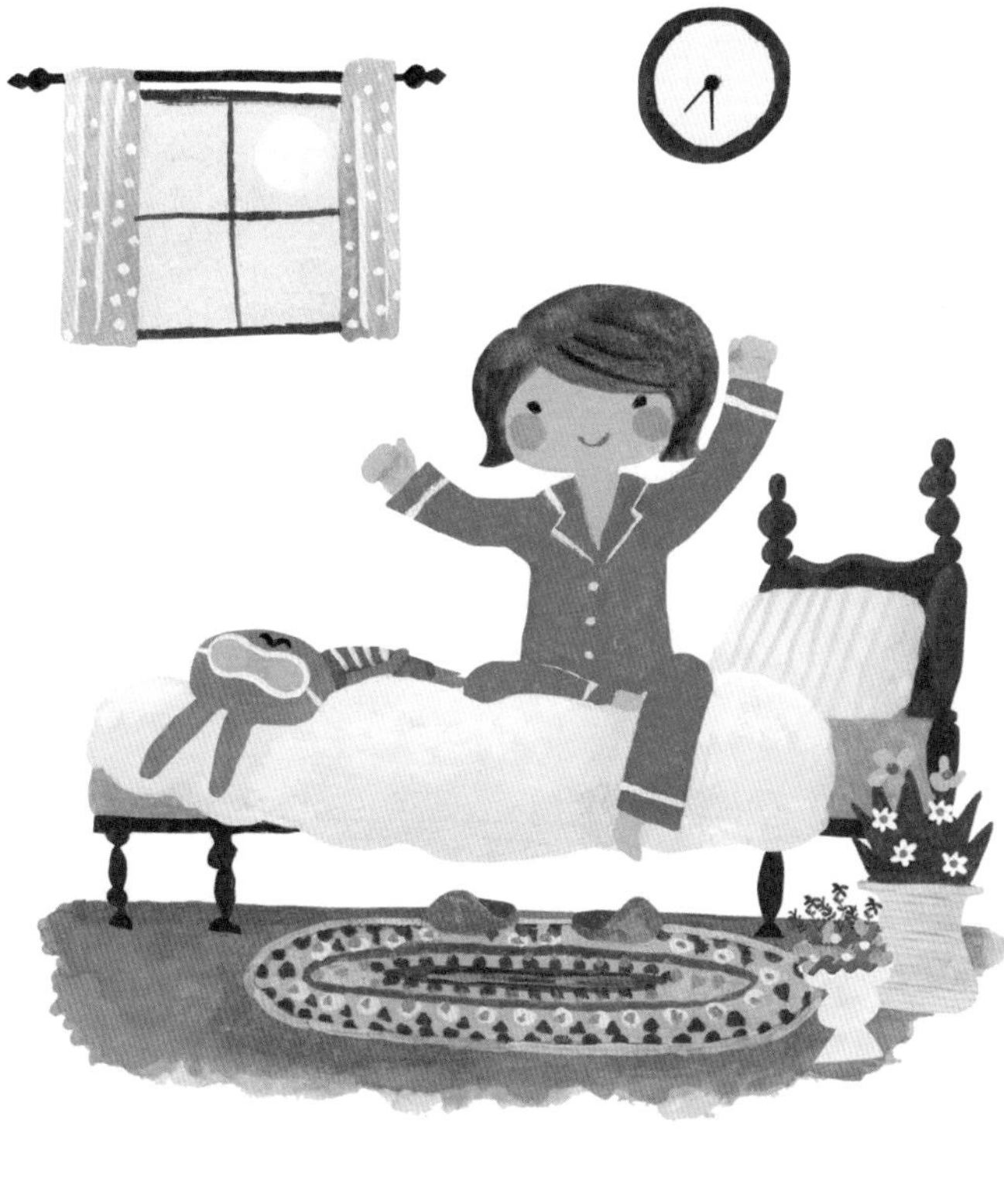

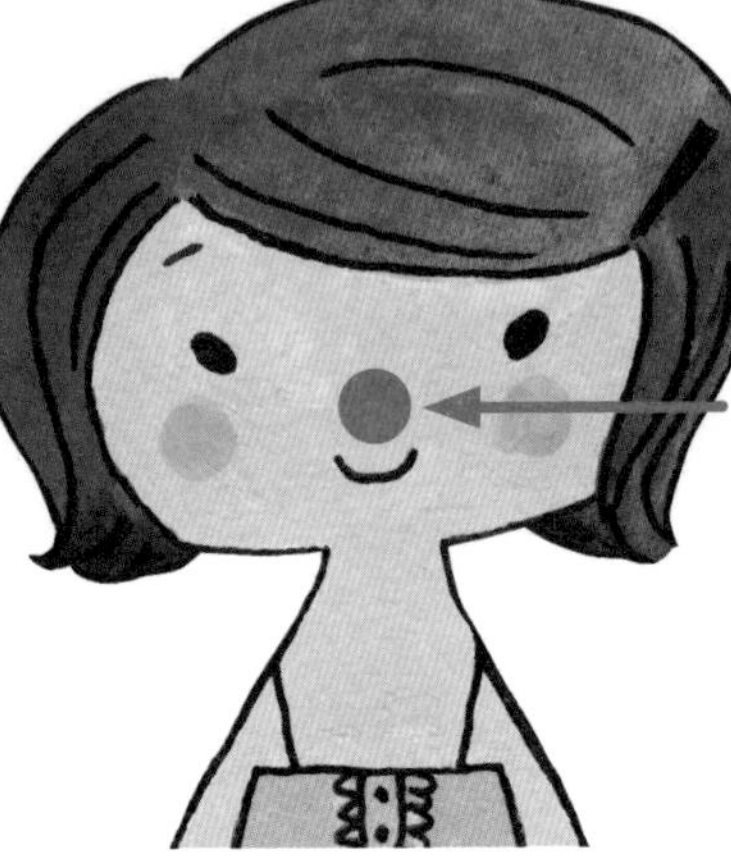


この章では、朝起きてから夜眠るまでの「あなたの暮らしのさまざまな場面で活きるスイッチの使い方」を提案していきます。

全体像やコツをつかみやすいように、体の本当の軸を目覚めさせてくれる**「鼻スイッチ」**をメインで扱います。

「スイッチ」は単にONとかOFFだけでなく「切り替える」という意味を持っています。

体幹が目覚める魔法のスイッチは日常で使えるからこそ意味があります。

日常の体の使い方をより良いものに切り替えるコツは、スイッチをONにしてリラックスして動く事です。

使えば使うほどに、健康な人としての体の状態や心のあり方に自動的に導いてくれるようになります。

# 基本の生活動作編

## 正しい呼吸と姿勢を取り戻す

ポイント

**横隔膜《おうかくまく》は鼻呼吸と連動する**

新生児は、鼻で呼吸をしています。

横隔膜をしっかり働かせることで次第に体幹が鍛えられ、寝返りができるようになり、ハイハイをし、つかまり立ち、最終的に二足歩行、と成長していきます。

呼吸については横隔膜スイッチの解剖学で詳しく触れていますが、とにかくここでは、

**「呼吸は鼻」**としっかり意識に刻み付けておいてください。

実際に、呼吸を口から鼻に変えただけで不調が消えていくことも珍しくないのです。

ポイント

## 本当の良い姿勢は「リラックスの集合体」

本書の核心部分なのでこれから何度もこの話が出てきますが、**体幹の軸の先端は鼻の頭です。**

目を閉じて、鼻に集中しながら、鼻が一番収まりが良い所を見つけてください。

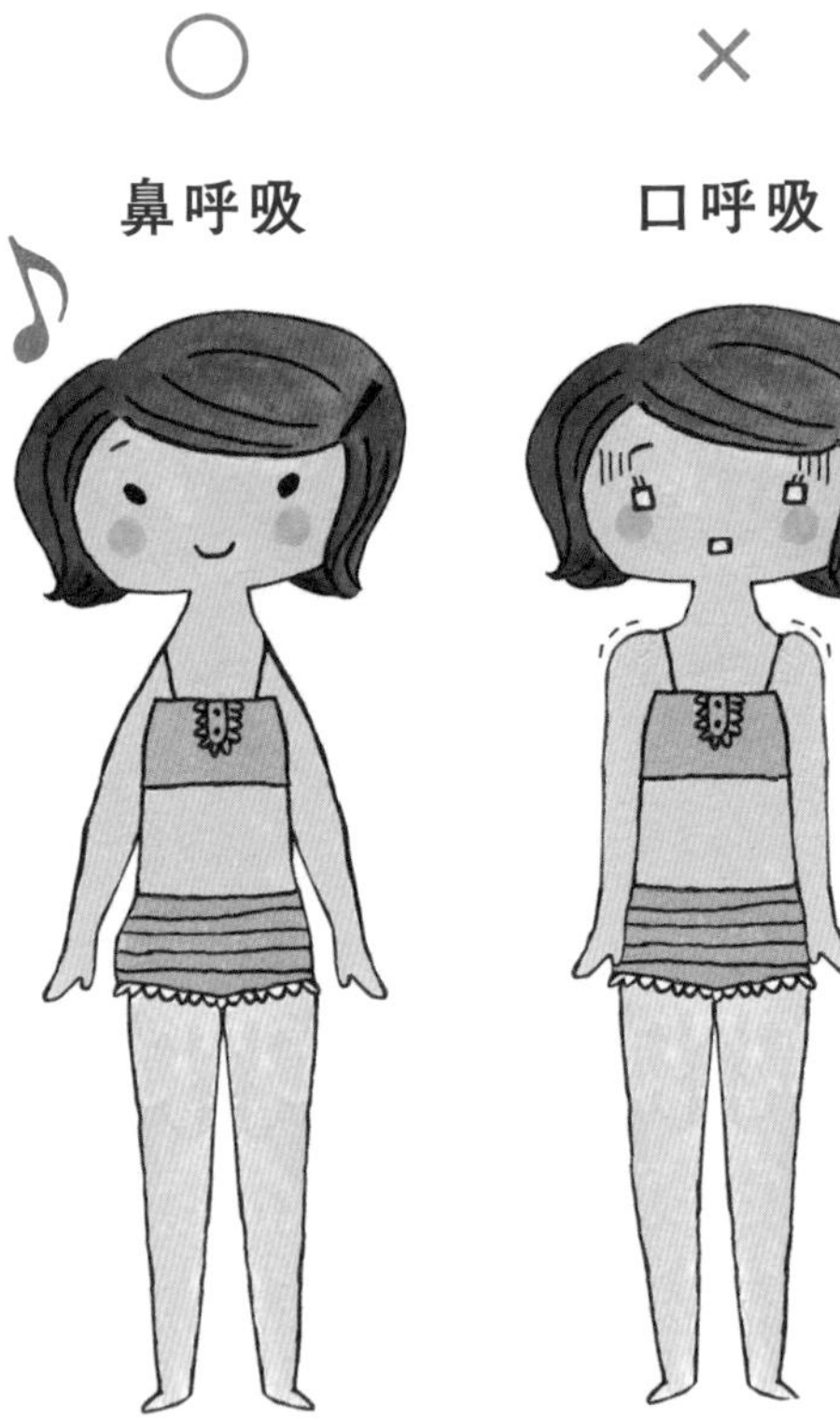

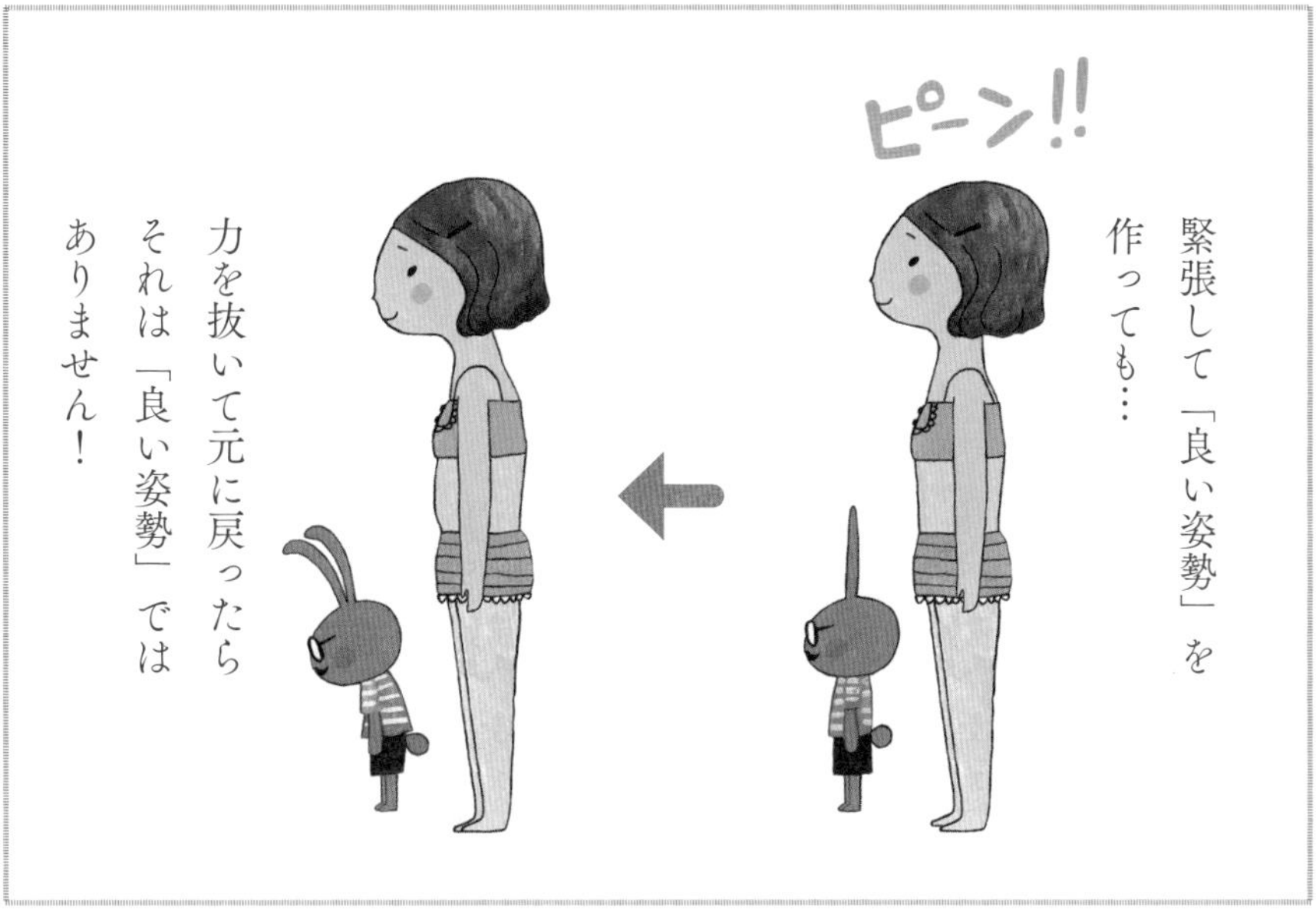
ピーン!!
緊張して「良い姿勢」を作っても…
力を抜いて元に戻ったらそれは「良い姿勢」ではありません！

真正面か、その少し上あたりにあると思います。

鼻の位置が決まったら、リラックスをしたまま全身の安定感が一番上がる姿勢を見つけます。

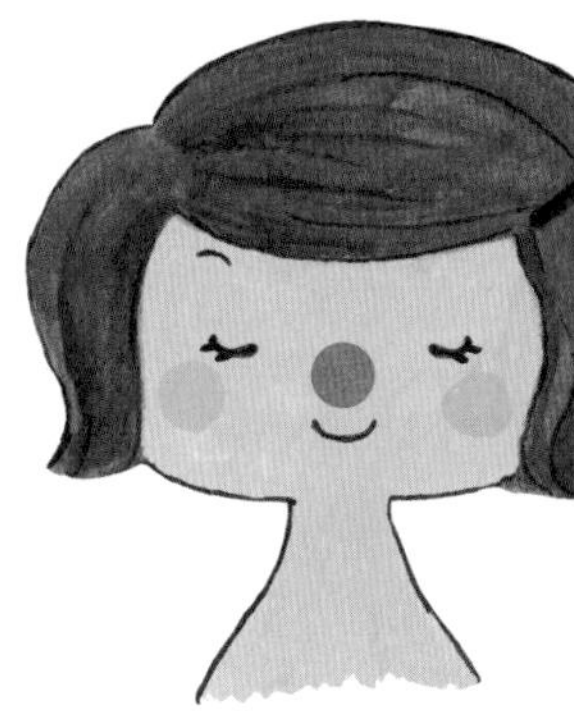

鼻の頭を正面に向け、それに合わせて力を抜いて、バランスが取れる姿勢を見つけます

これで本当の良い姿勢が完成します。

試しにそこからもう一段階力を抜いてみてください。

呼吸が深くなり、リラックス度が上がるだけで、姿勢は崩れないはずです。

# 楽に座る

ポイント

## 軸に乗っておけば姿勢は勝手に決まる

快適で安定した座り姿勢も、本当の良い姿勢の作り方と同様に、**鼻を意識しながら**最も安定感が増す位置に体をスッと入れてしまいます。

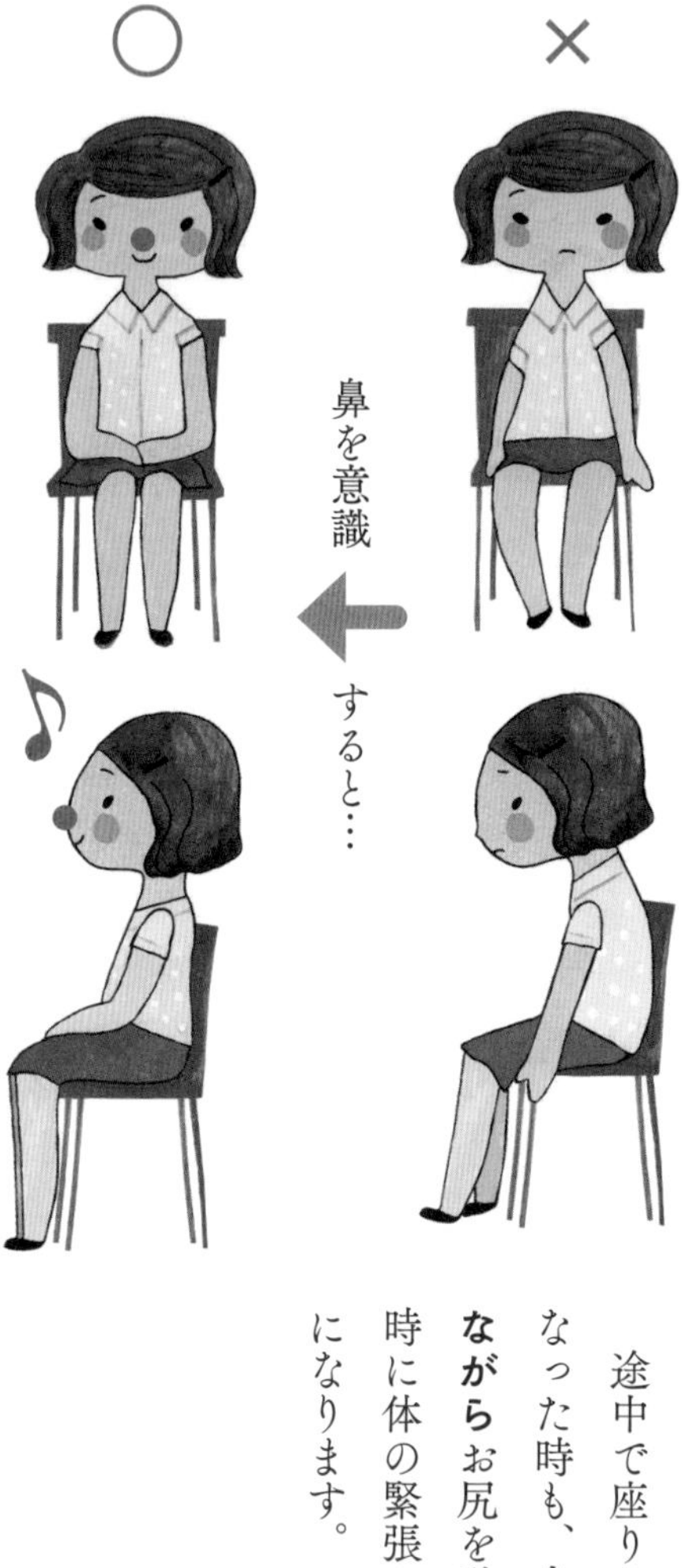


途中で座りなおしたくなった時も、**鼻を意識しながら**お尻を動かせば瞬時に体の緊張が解けて楽になります。

# 楽に立ち上がる

ポイント

## 体幹が目覚めていれば立ち上がる時に力はいらない

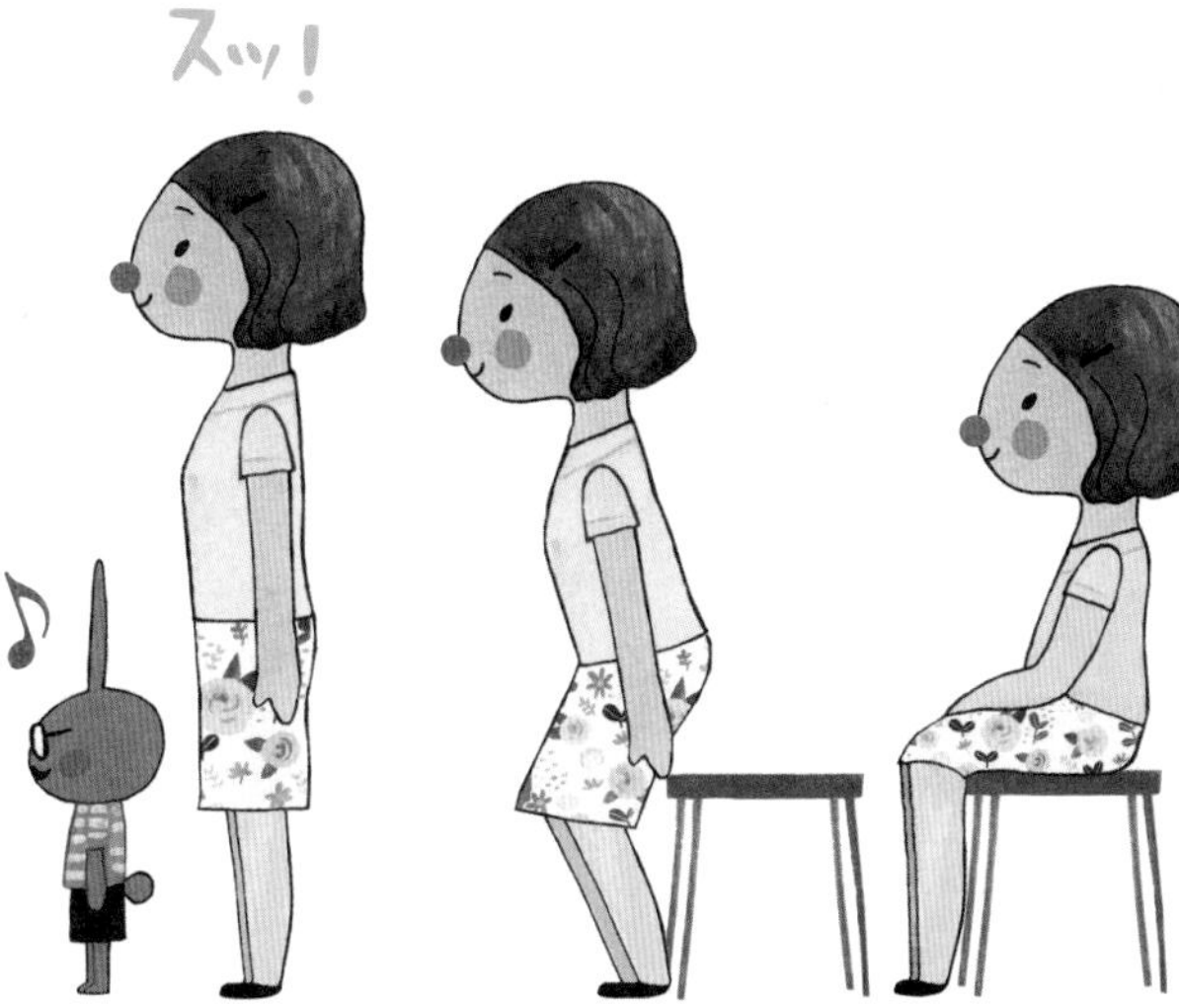


椅子やベッドから立ち上がる時も、**鼻を意識しながら**だと楽です。全身が勝手に伸び上がるような立ち上がり方になります。

上体を大きく前に倒して立ち上がる方法を推奨する人もいますが、その動きは緊張をかばう動作ですので、それを続けているとかえって体に緊張を呼んでしまいます。

特に荷物やお子さんを抱えて立ち上がる時には、忘れずに鼻を活用してください。

しゃがみ姿勢や床から立ち上がる時も、鼻を意識する、もしくは鼻を少し上に向けて動くと楽です。

# 快適に歩く

## ポイント 良い歩き方は「一歩目」で決まる

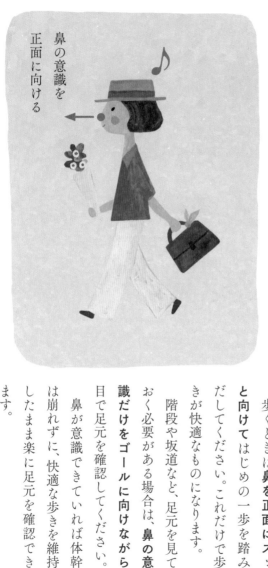

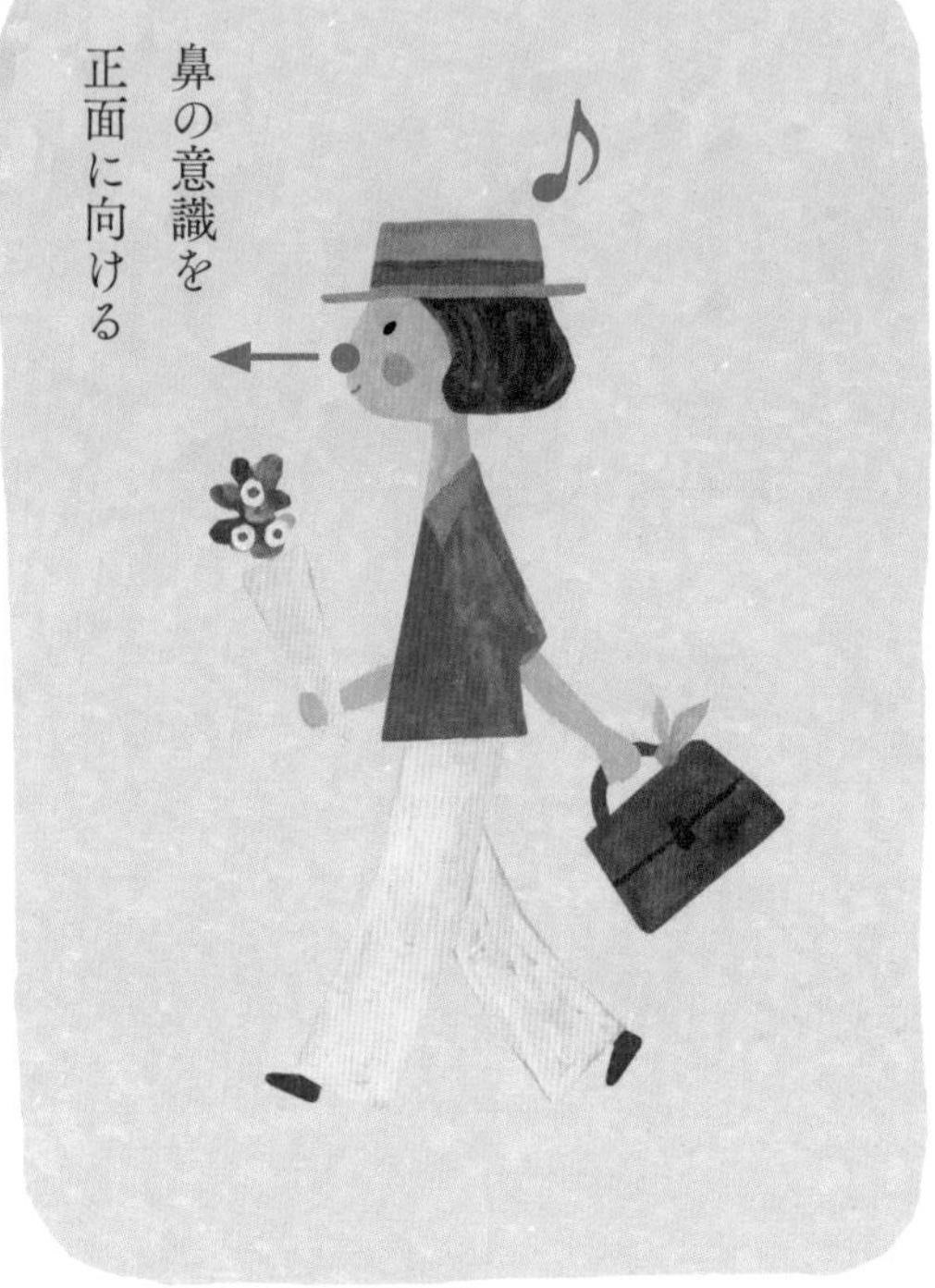


歩くときは**鼻を正面にスッと向けて**はじめの一歩を踏みだしてください。これだけで歩きが快適なものになります。

階段や坂道など、足元を見ておく必要がある場合は、**鼻の意識だけをゴールに向けながら**目で足元を確認してください。

鼻が意識できていれば体幹は崩れずに、快適な歩きを維持したまま楽に足元を確認できます。

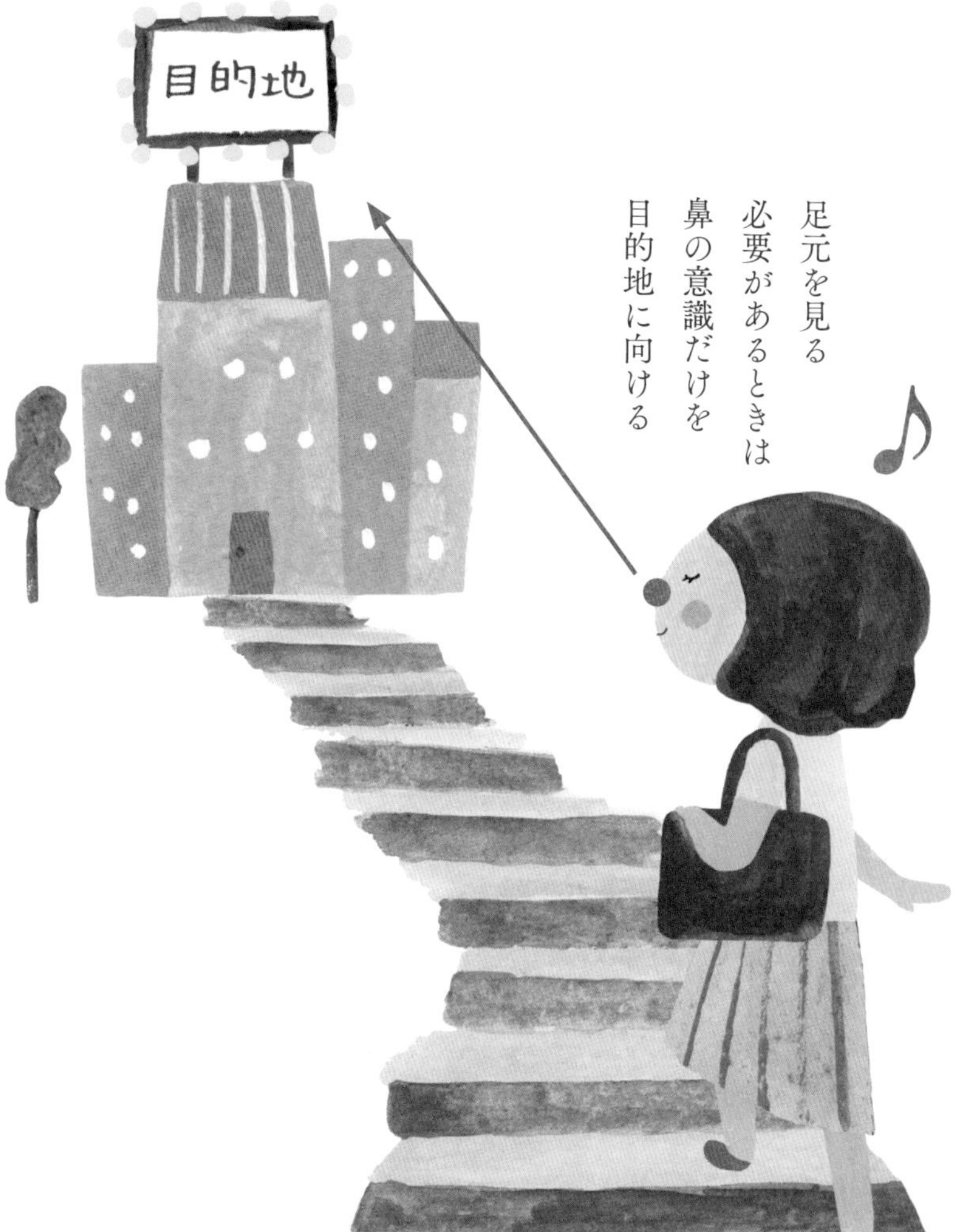
目的地
足元を見る
必要があるときは
鼻の意識だけを
目的地に向ける

# 重い物を楽に持ち上げる

**ポイント**

**目覚めた体幹はとにかく強い**

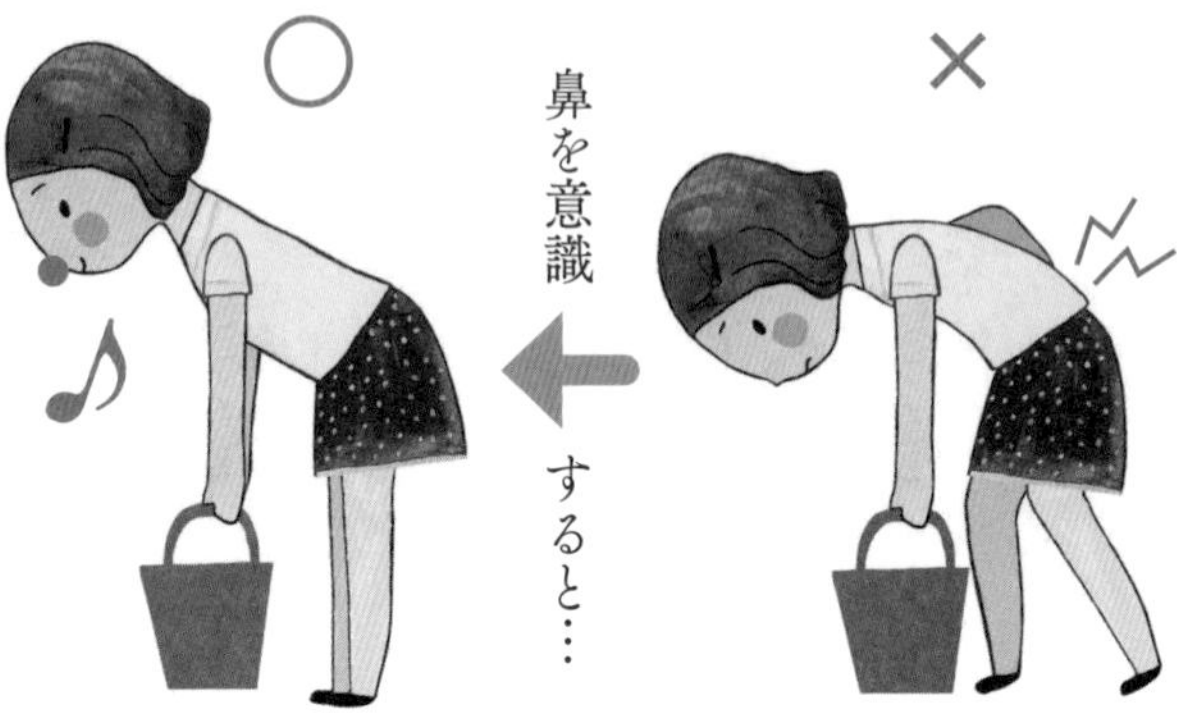


重い物を持ち上げる時も鼻スイッチは非常に有効です。「持ち上げる準備をしてから鼻を意識する」のではなく、**「先に鼻を意識しながら持ち上げる」**動作が正解です。

鼻スイッチが入っていると、体幹は自動的に安定しようとします。必要な筋力を自動的に供給してくれますので、その動きを活かして持ち上げると驚くほど楽です。

まずは、あまり重たくない物で感覚を養っておくとさらに安心です。

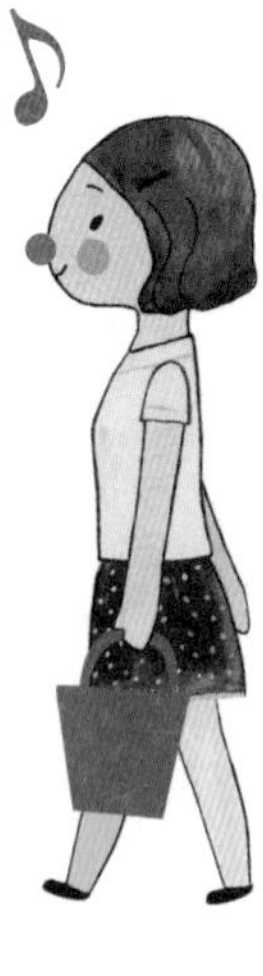

# 楽に速く走る

**ポイント**

**ゴールから引っ張られている感覚についていく**

鼻の意識を
ゴールに向けると、
びっくりするくらい
楽に速く走れます

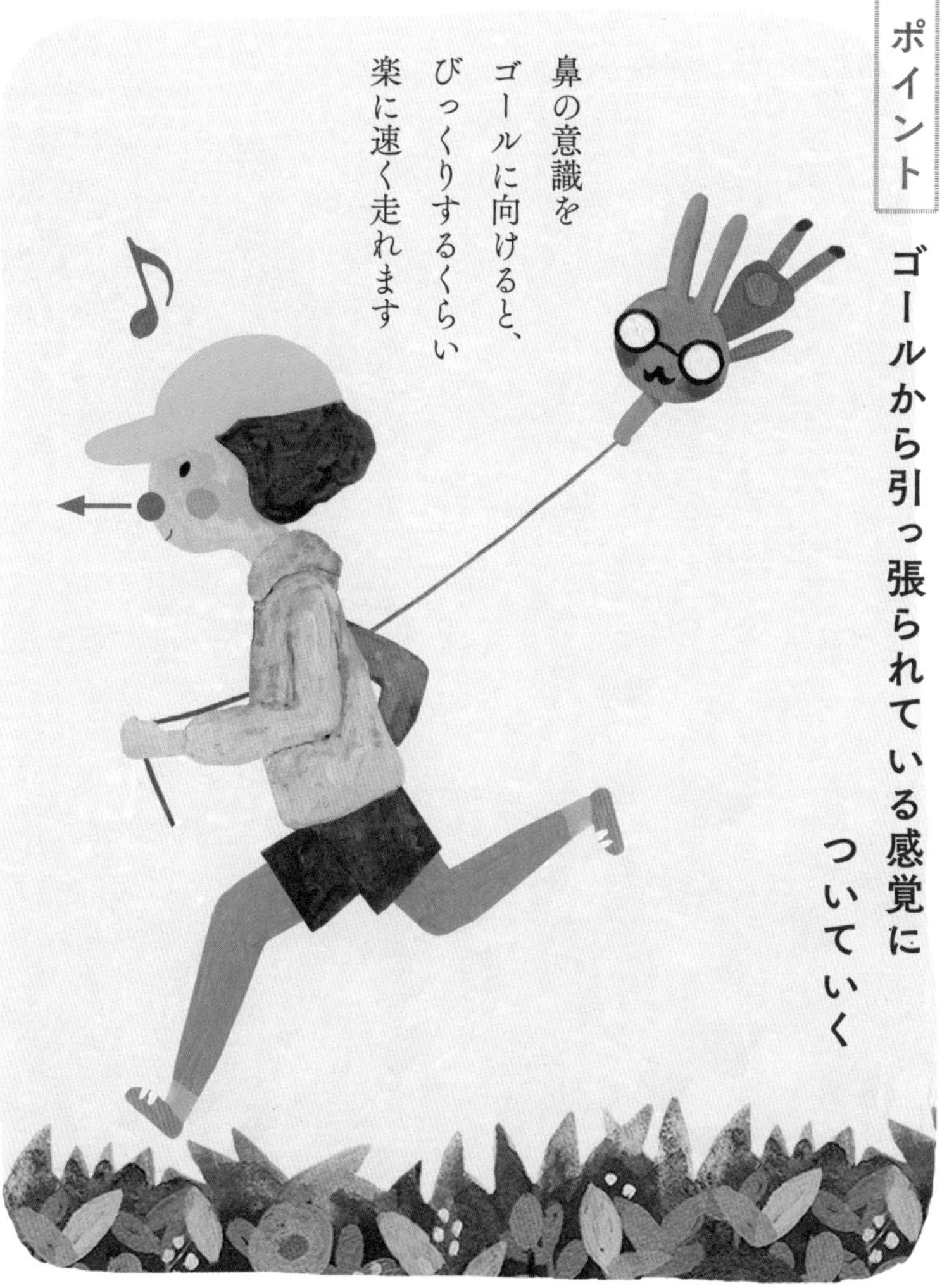

# 家庭編

## 朝、気持ちよく目覚める

**ポイント　とにかく「気持ちよさ」だけに意識を向ける**

**目が覚めたままの姿勢で鼻スイッチをONにしましょう。**

意識的に**鼻で呼吸**をして脳や全身にしっかり酸素を送りましょう。

そのまま体を動かし始める前に「先に気持ちよさを作ってしまう」と良いです。

やり方は本当にカンタン。**「あー気持ちいい」などを言葉で表現し、実際に自分の耳でその言葉を聞きながら体を動かします。**面白いように本当に気持ちよく動けてしまいます。

あとはただ、その気持ちよさのままに全く無理のかからない範囲からもぞもぞ動いたり、寝返りをうったり、手や脚を曲げたり伸ばしたり、おおきなアクビをしたり。

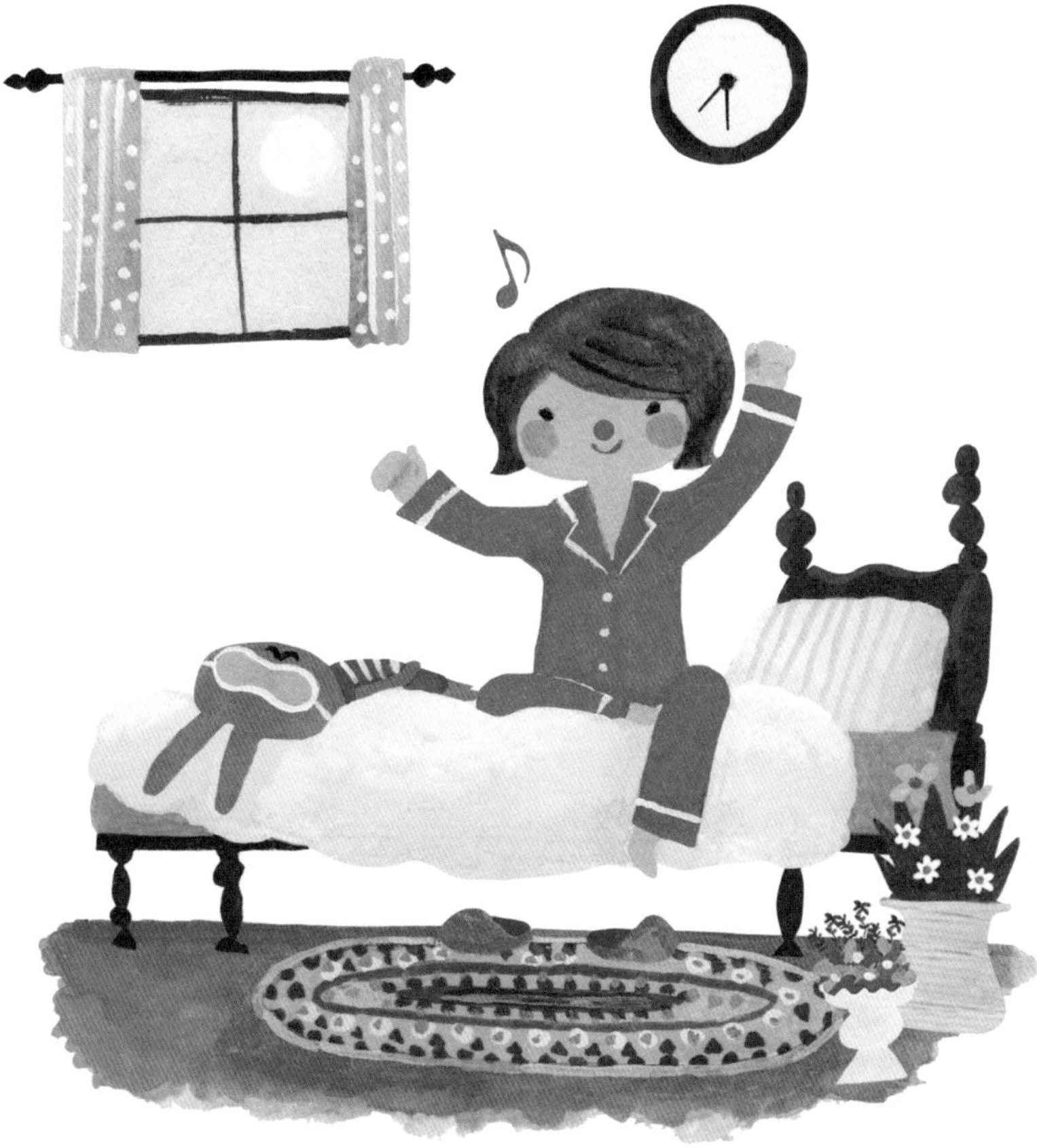

しっかりと目が覚めたら、**鼻を意識しながら**横を向いてから起き上がります。

体幹がしっかり目覚めているので起き上がり動作も楽です。

さあ、気持ち良い一日のスタートです！

# ごはんを美味しく食べる

## ポイント　「魔法のスイッチ」は内臓の機能や味覚も目覚める

**鼻スイッチを意識しながら、**リラックスした良い姿勢を作ってから食べましょう。

横隔膜スイッチを触りながらの鼻呼吸でリラックスをチョイ足しするのも有効です。

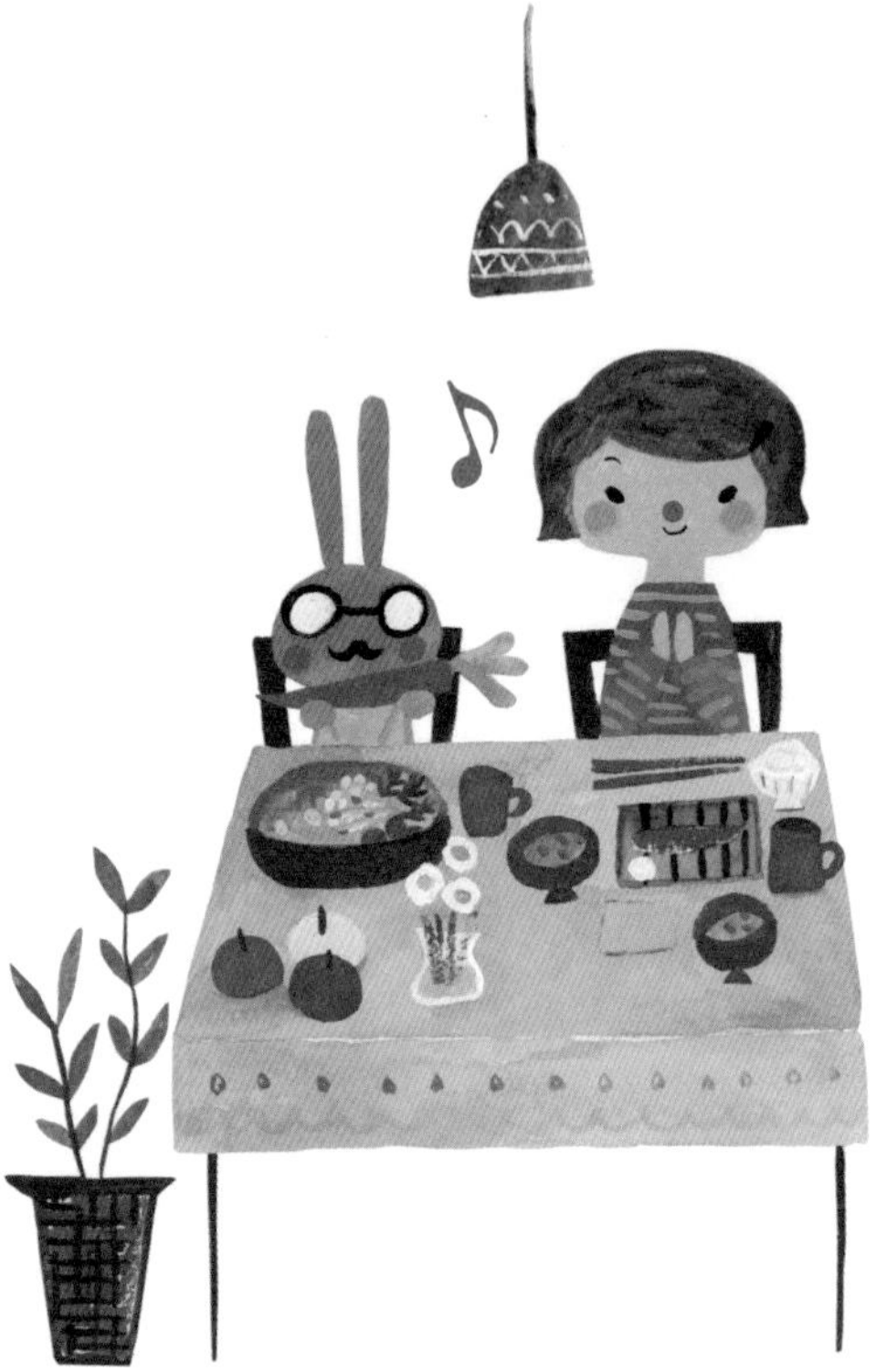

姿勢が安定すると内臓の働きも高まり、消化や吸収も良くなります。

また、胃腸の働きが良くなると味覚も良くなりますので、**何でも美味しく食べられるようになります。**

慣れてくると、自分に今必要な栄養素や食事の量なども自然にわかるようになります。

# 家事を楽にこなす

ポイント

## 家事全般も鼻スイッチで解決！

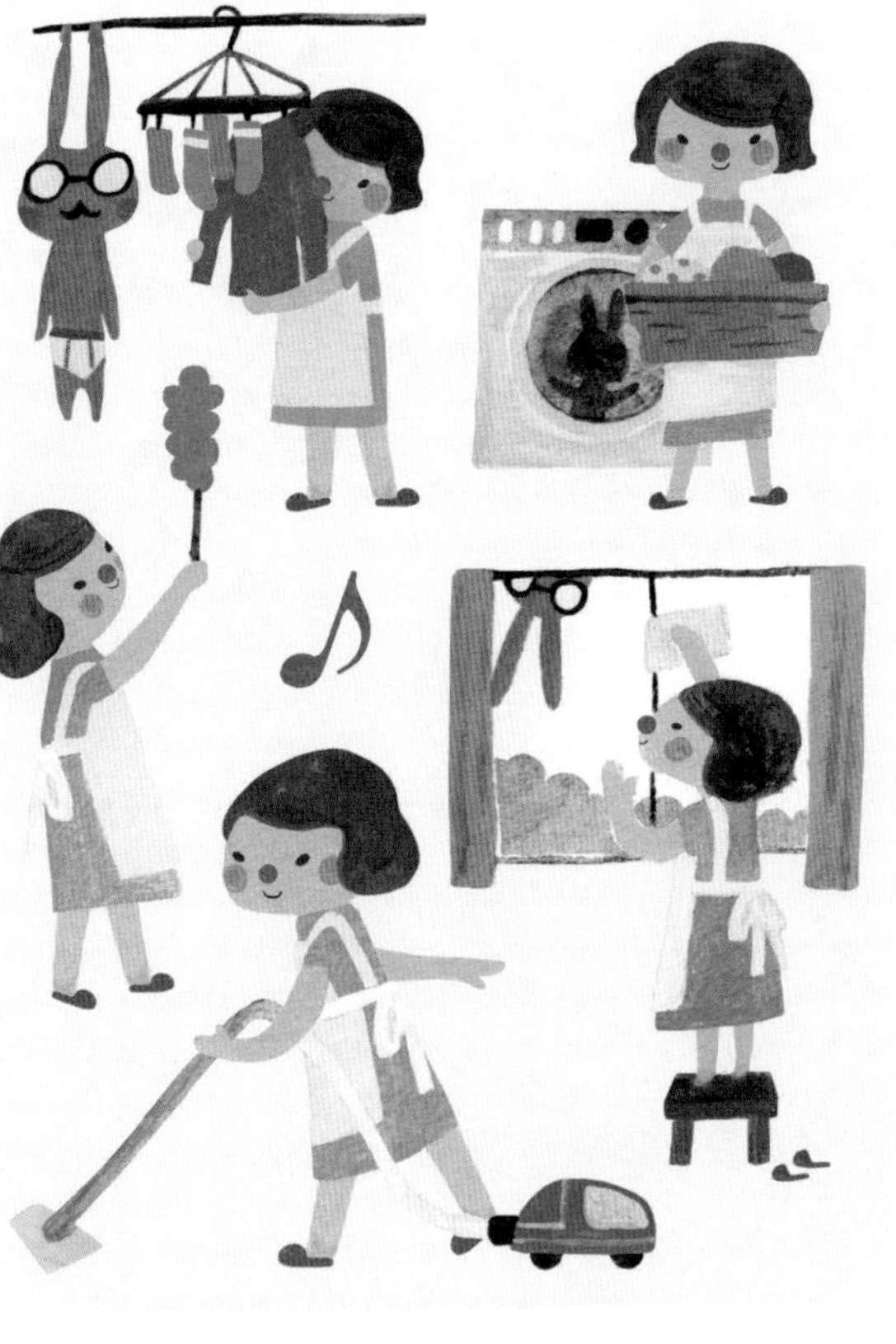

ご飯の準備、食器洗い、床の掃除、アイロンがけなどの前かがみでの作業。洗濯物運びやゴミ出しなどの重い物を運ぶ作業。窓ふきや洗濯もの干しなどの上を向いての作業。

全部まとめて鼻スイッチで解決です。使い方はカンタン。ただ**鼻の頭を意識しながら**普通に作業をするだけです。

身体の軸が定まることで、不思議と体がその作業に適した状態で動いてくれます。

ネコ科の動物や猟犬などの狩りの能力の高い生き物は、みんな「鼻の頭」で獲物を追います。

そうすると体が勝手に獲物を捕まえるための動きになるのです。

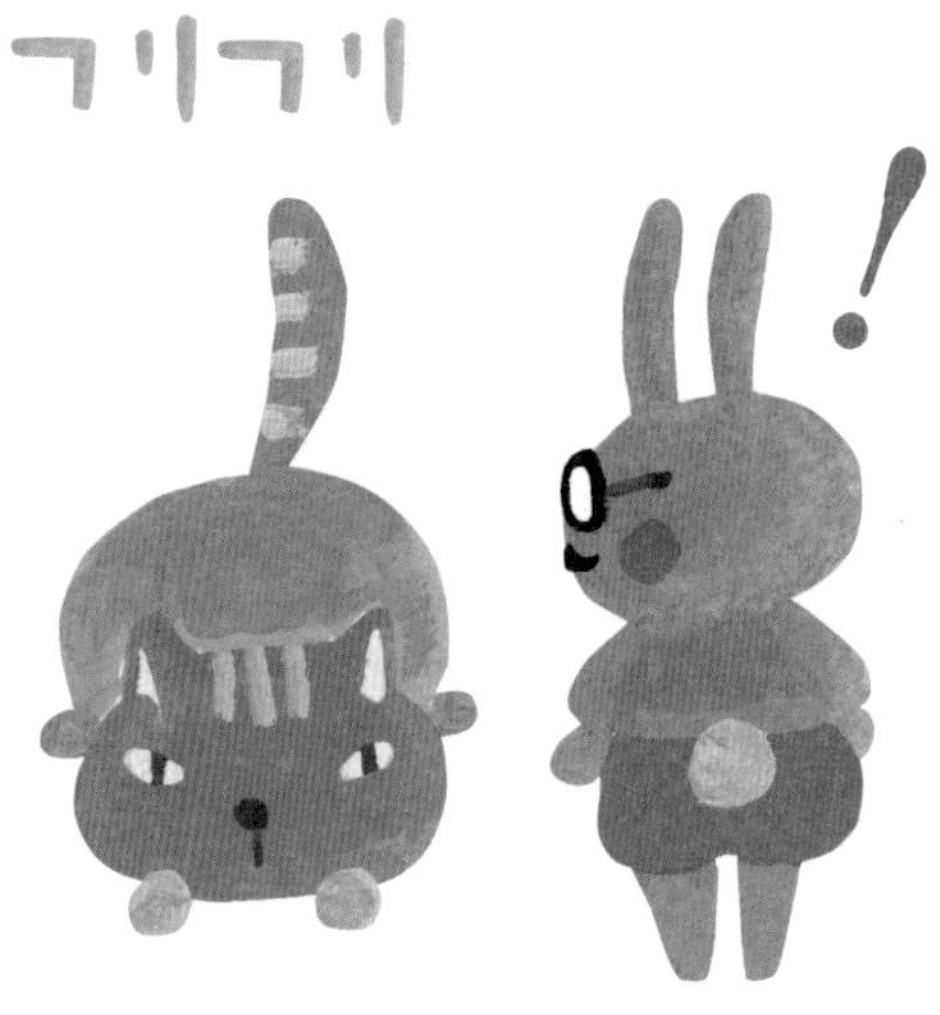

# 気持ちよく眠る

ポイント

**眠る姿勢は自由。明日は明日の風が吹く。**

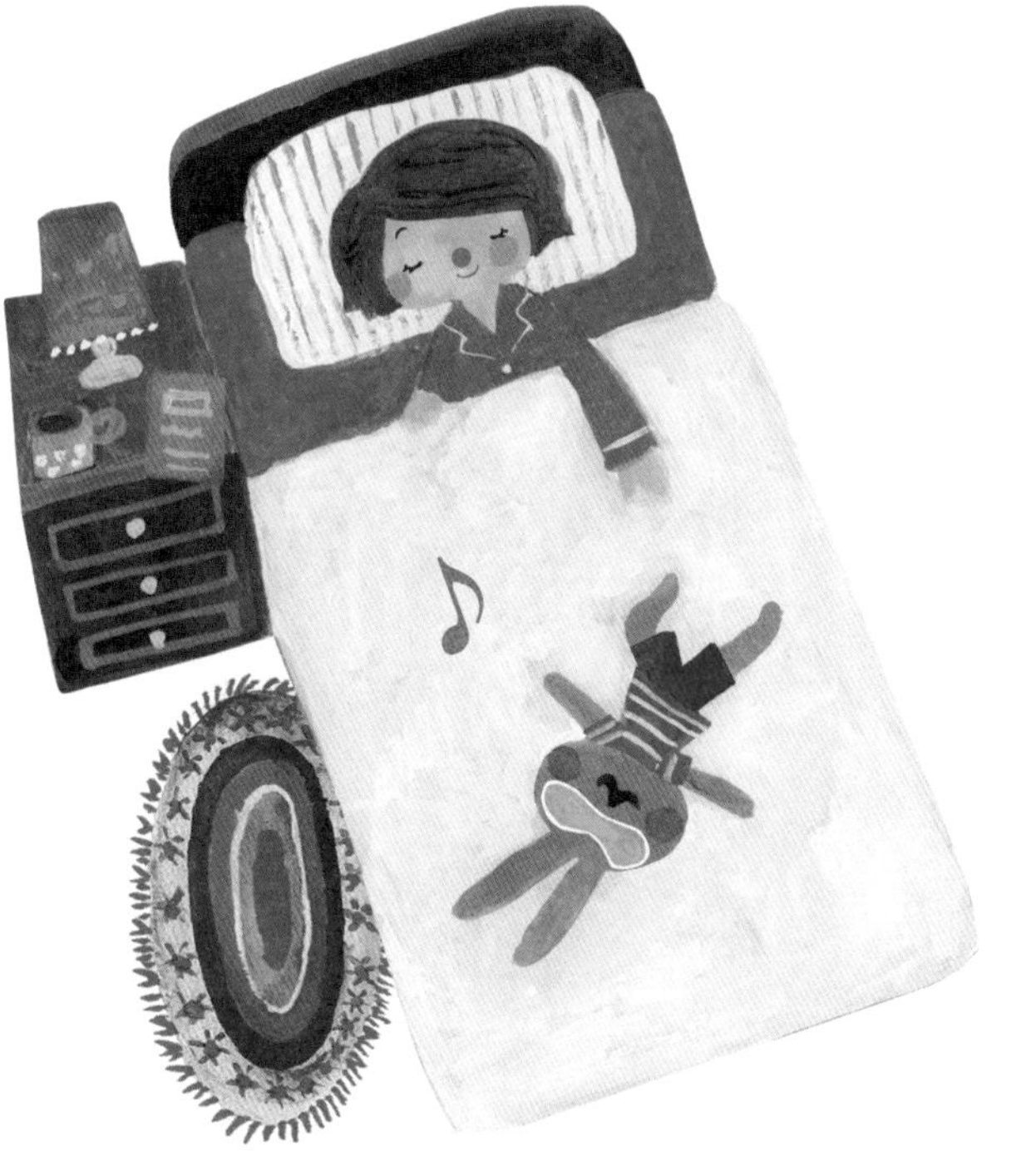

一日の締めくくりを良いものにできれば、今日一日は良い一日になります。たとえ好ましくない一日だったとしても、明日は明日の風が吹く（Tomorrow Is Another Day）です。

横になる時も鼻スイッチは使えます。鼻を意識しながら、あなたにとって最も快適な姿勢で眠りについてください。鼻呼吸も忘れずに。p155「無限深呼吸」を試してください。

# 通勤、通学、お仕事編

## バッグを持っても快適に歩く

**ポイント** **慣れればバッグの重みが心地よい負荷になる**

バッグを持つ、背負う時に「先に鼻スイッチをONにしていく」のが最大のコツです。そのまま、一番楽な持ち方や背負い方を見つけてください。

特にリュックの場合、慣れてくると背中の重みが体幹への心地よい刺激になって、体の伸びや安定感をさらに高めてくれたりします。

**そのまま鼻での呼吸をしながら歩く**

通勤通学の時間をメンタル強化ウォーキング（P157）の時間にすれば、健康効果や仕事や学業の成績アップといった一石三鳥、四鳥になります。

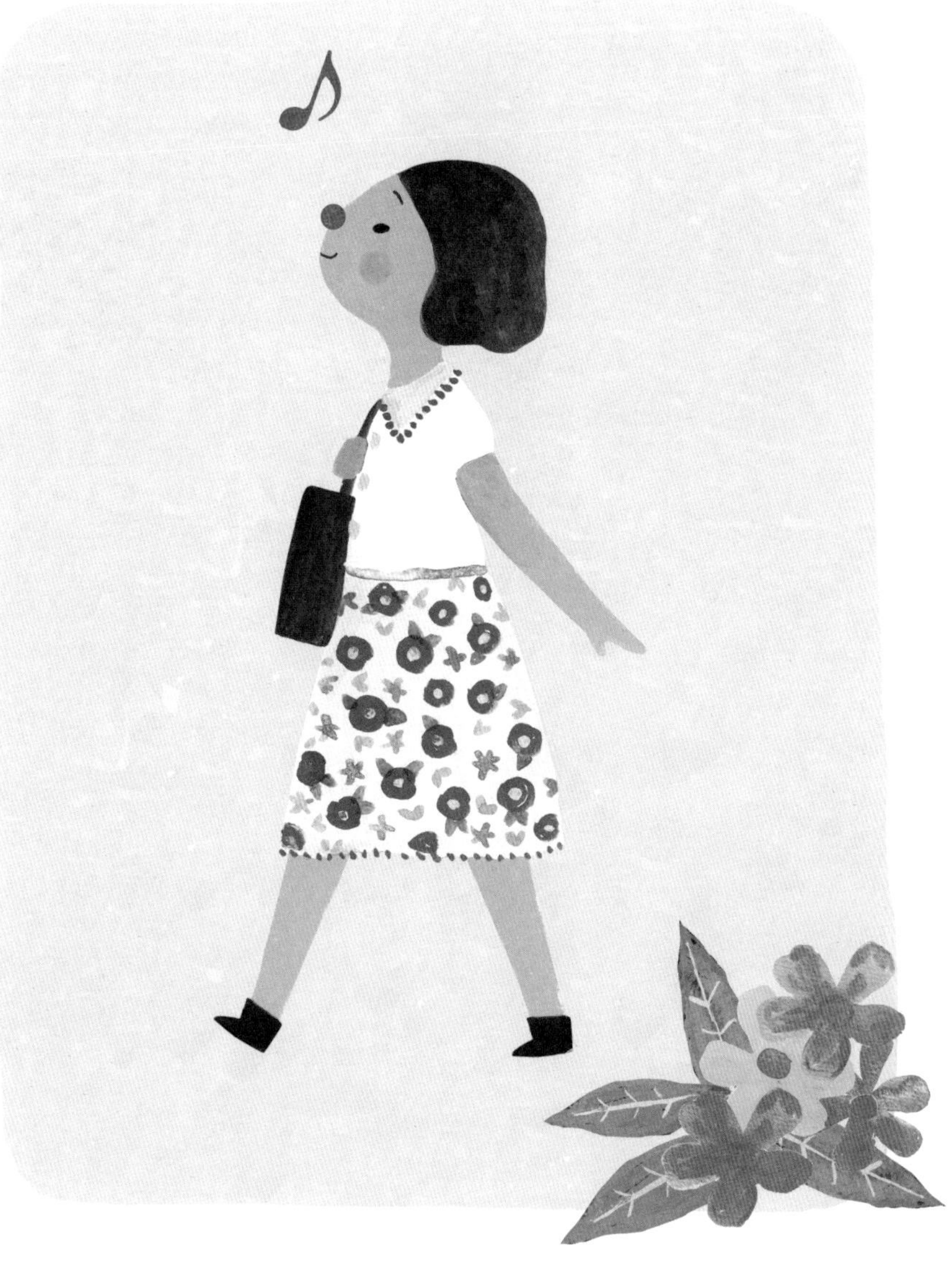

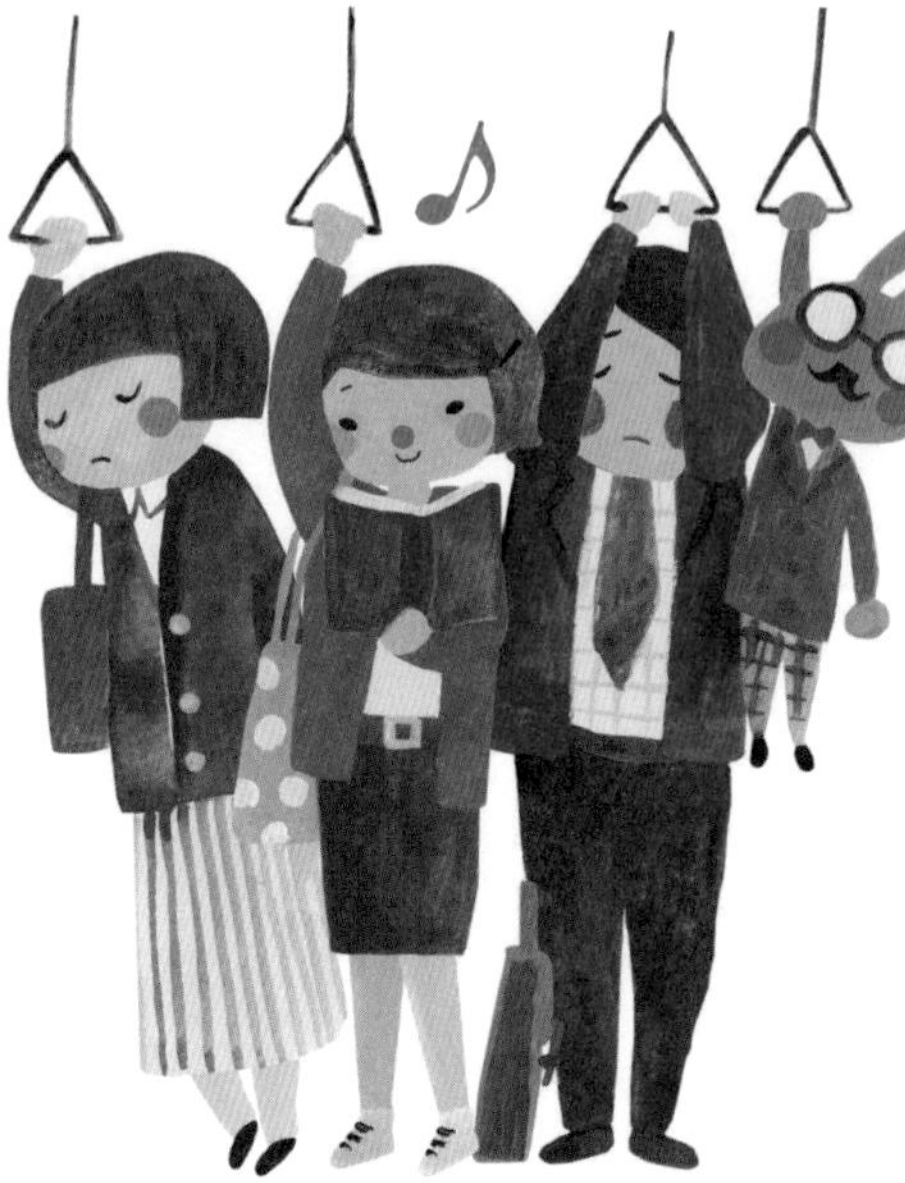

# 満員電車が楽になる

ポイント

**体幹が安定すると腕や脚は強くなる**

鼻スイッチで自分の体の軸を定めてから手すりやつり革を掴むと、自然に筋力が上がった状態で軽く掴めるのでとても楽です。「鼻が軸」と意識しているだけで自動的に軸がブレにくくなります。

脚の筋力も上がっているので、車両の揺れや、隣の人に押される圧にも負けにくくなります。腕や脚の余計な疲労が軽減できると職場や学校に到着する前に感じるストレスも軽減できます。

電車やバスを降りたあとは、前項の歩き方でストレスを解消しましょう！

# デスクワークや勉強の効率を上げる

**ポイント　スマホやPC、本などは「鼻から見に行く」**

集中して作業を進めたい時や、リラックスして読書や動画を楽しみたい時にも魔法のスイッチは有効です。

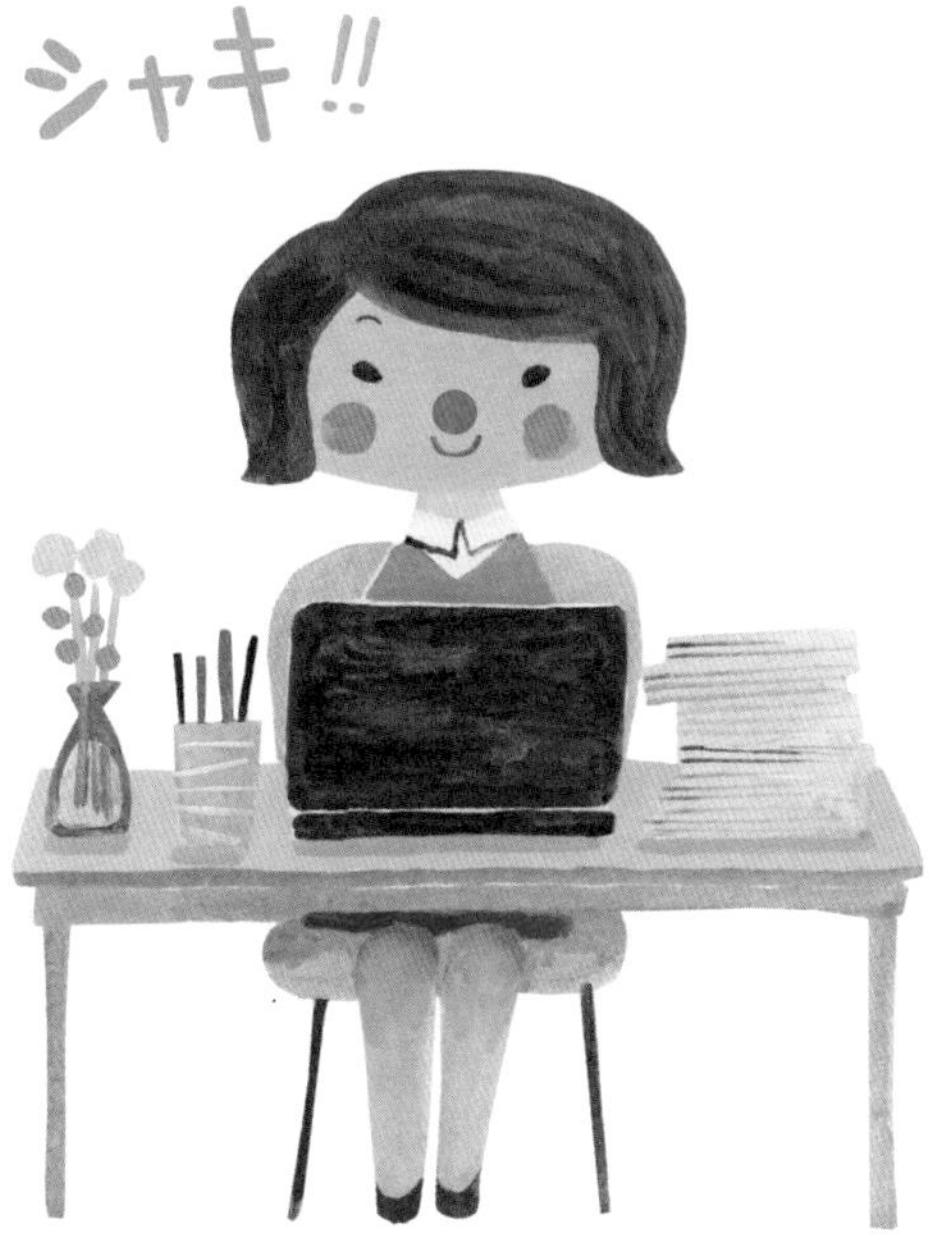


体幹が目覚めている状態はそのまま「潜在能力が目覚めてIQが上がっている状態」だと言えます。なので、より高い視点で物事を捉えることができ、作業効率が上がります。また、エンタテインメントもより楽しめるようになります。

鼻呼吸は脳を冷やしてくれる働きもありますので、集中時の熱暴走を防ぐことができます。

そして「疲れたら一休み」も大事です。

# 疲れたら無理せず一休み

ポイント

**気持ちよさに身をゆだねる**

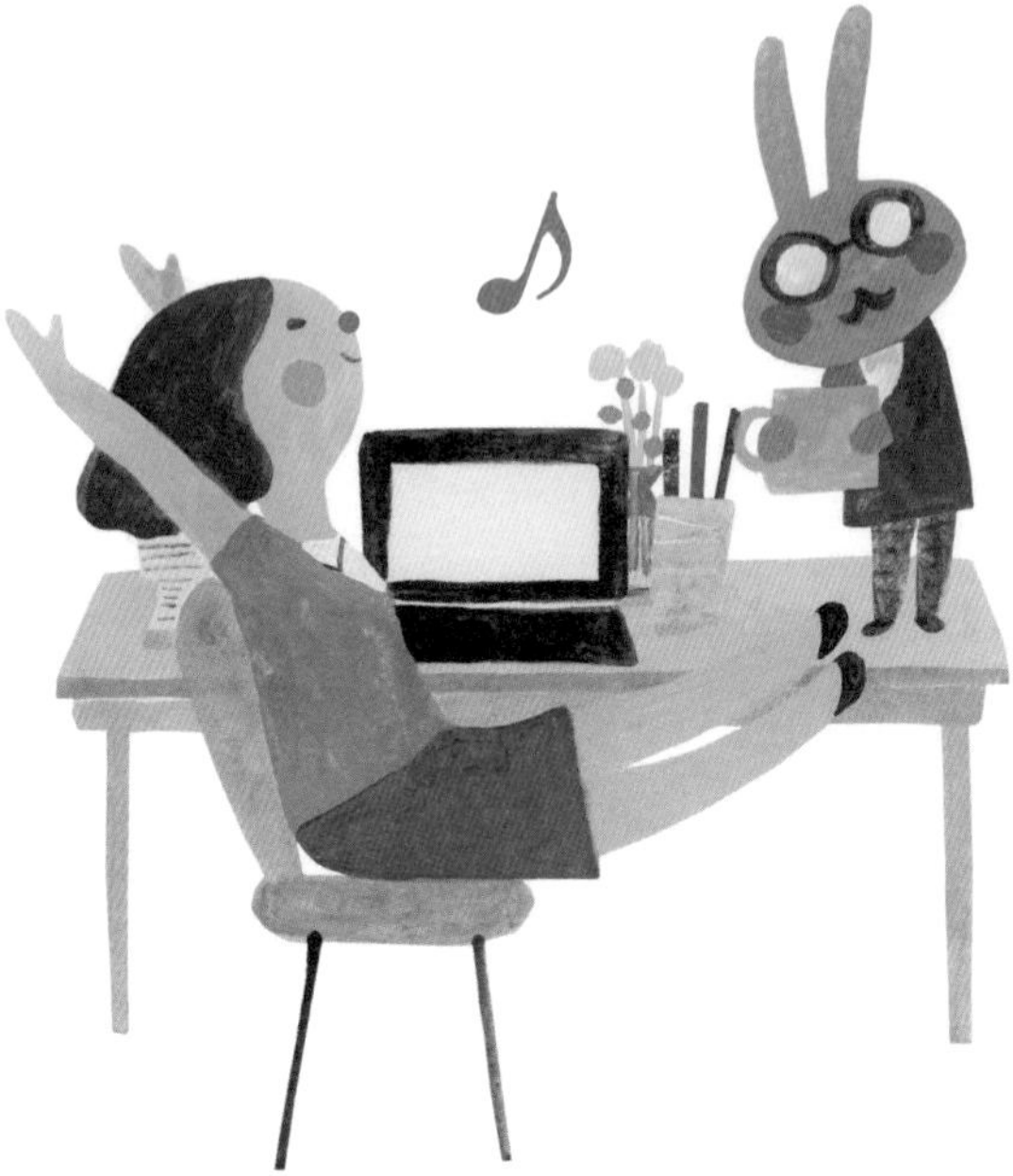

体は、体自身にとって理想的な動きが何であるか、知っています。

休む時も、鼻スイッチをONにして本当の軸が活きている状態を作りましょう。

そして、ゆったり鼻呼吸をしながら「気持ちいい！」と先に言いながら伸びたり、縮んだり、捻ったり。

**体の求めに身を委ねて、とにかく気持ちよさだけを味わうように動いてください。**

気持ちよさがわかりにくい場合は、一番抵抗なく動かせる所から動かしていくと気持ちよさに出会いやすくなりますよ。

# プレゼンや商談がうまくいく

## ポイント　目覚めた体幹はクライアントにも信頼される

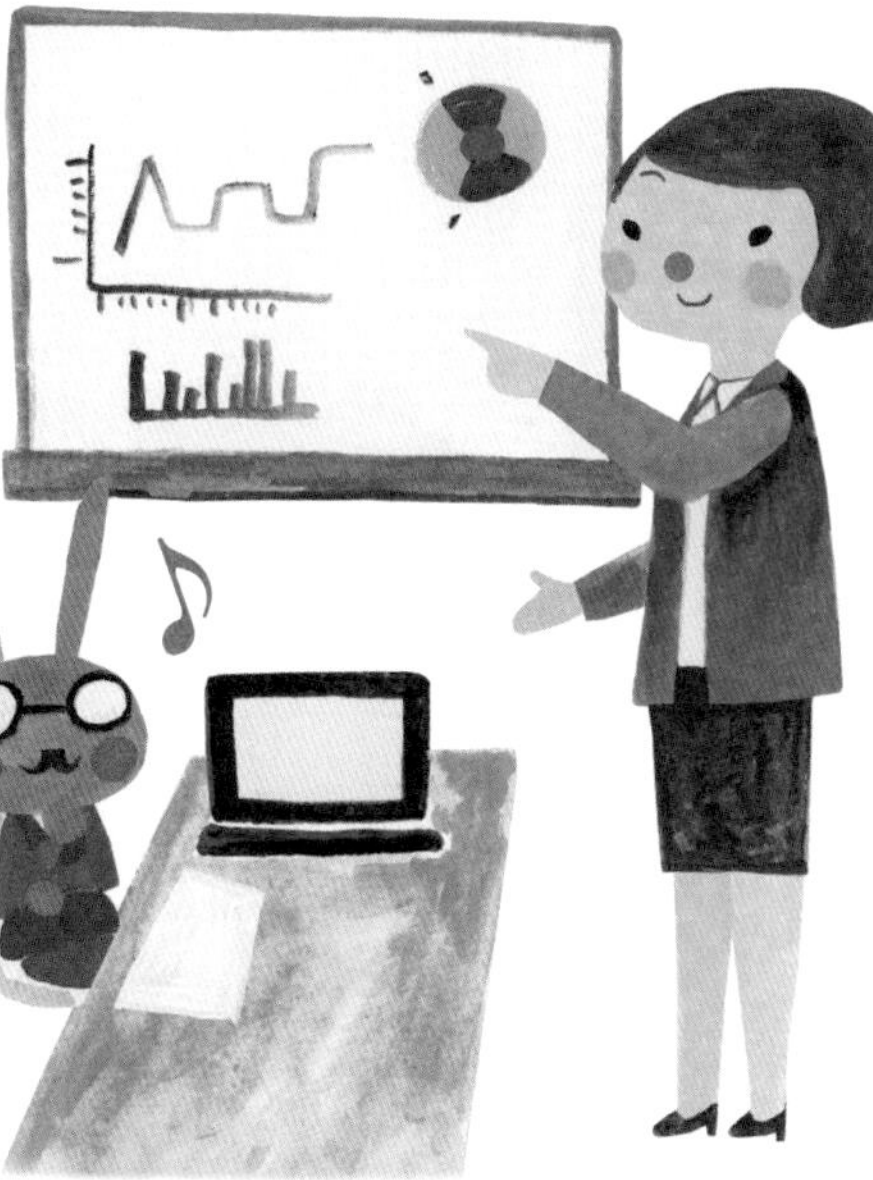

プレゼンや商談に臨む前には、**「自分が場を支配している」という意識でサッと鼻スイッチをON。**

**そしてリラックスした鼻呼吸をしながら自己肯定感を上げましょう。**

ＩＱが上がって現れる、自然で余裕のある姿勢や態度は、自分だけでなく周囲にも安心感と信頼感を与えます。相手の質問などにもより良い回答ができるでしょう。

万が一、途中で緊張を感じたり、相手の空気に飲まれそうになった時も、**スッと意識を鼻に向けるだけ**で、誰にも気付かれずに立て直すことができます。

# 趣味、アクティビティ編

## 車の運転も快適に

**ポイント** **先に鼻を意識してから乗り込もう！**

乗り込んでから鼻スイッチをＯＮにするよりも、先に**「鼻スイッチをＯＮにしてから」**乗り込み、ハンドルをつかんで快適な姿勢を見つけます。そしてシートポジションをそこに合わせます。

長時間の運転や、慣れない道などは体が緊張して前のめりの運転姿勢になりがちです。そういう時は視野が狭くなり、事故の元です。

そんな時にも鼻スイッチは有効です。一休みしたら**鼻を意識しながら**楽な姿勢に戻ってください。

車から降りる時も、鼻スイッチをＯＮにして立ち上がると楽ですよ！

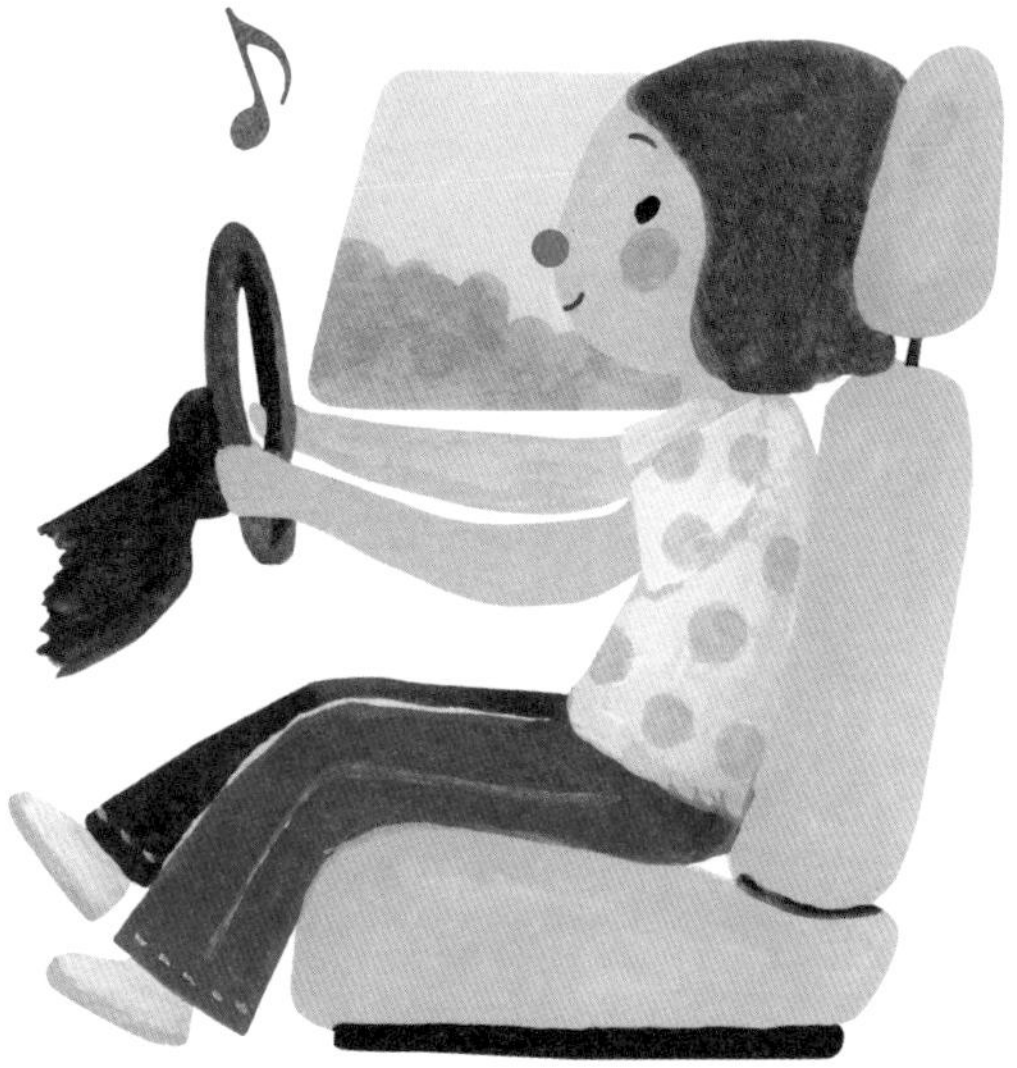

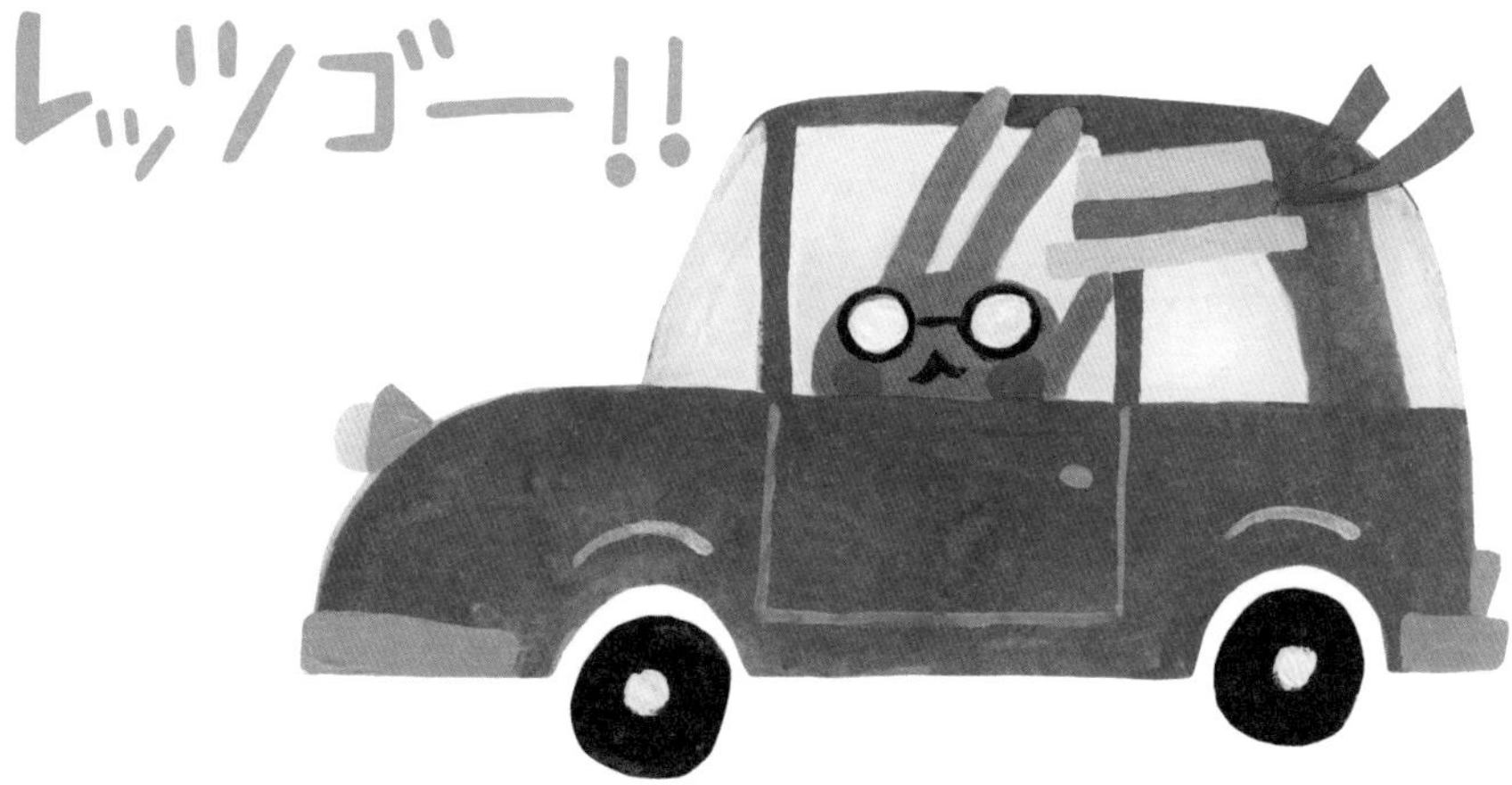
レッツゴー!!

# ヨガ、ピラティスが一気に上達する

**ポイント**

## 本質的な体の動きで、ヨガやピラティスも

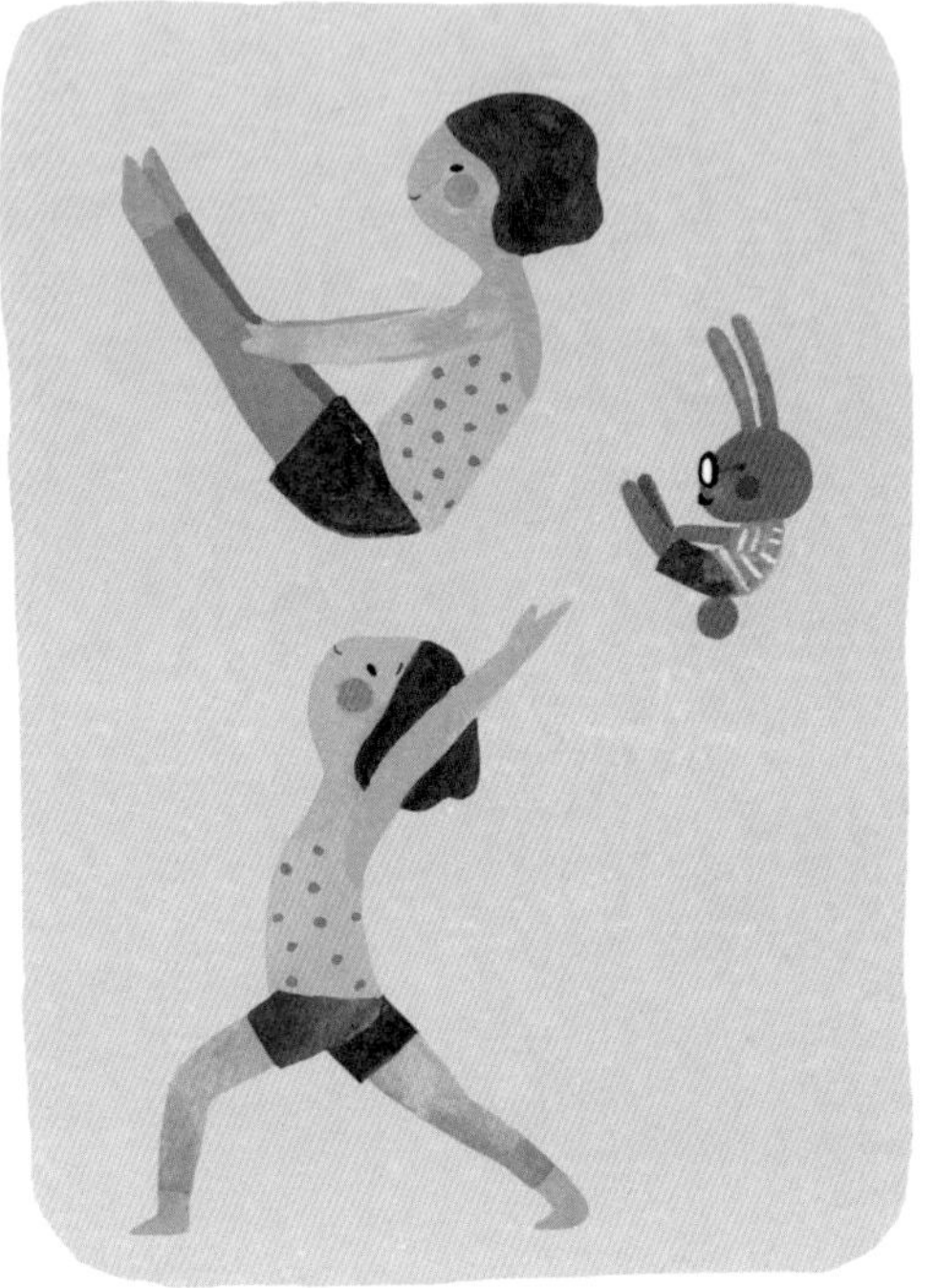

「健康のために」と思って始めたヨガやピラティスで体を壊す人は、実は少なくありません。まずは簡単なポーズから「魔法のスイッチ」をONにして試してみましょう。

ヨガなら橋のポーズやコブラのポーズ、ピラティスならブリッジやバックエクステンションあたりが、鼻スイッチでの体の変化がわかりやすいと思います。

勝手にうまくできてしまうのがわかると思います。

初めから無理のない上手な体の使い方で楽しみましょう。

# スポーツ全般が簡単に上達する

## ポイント　自動的に「〇〇するための動き」が起きる感覚を掴もう

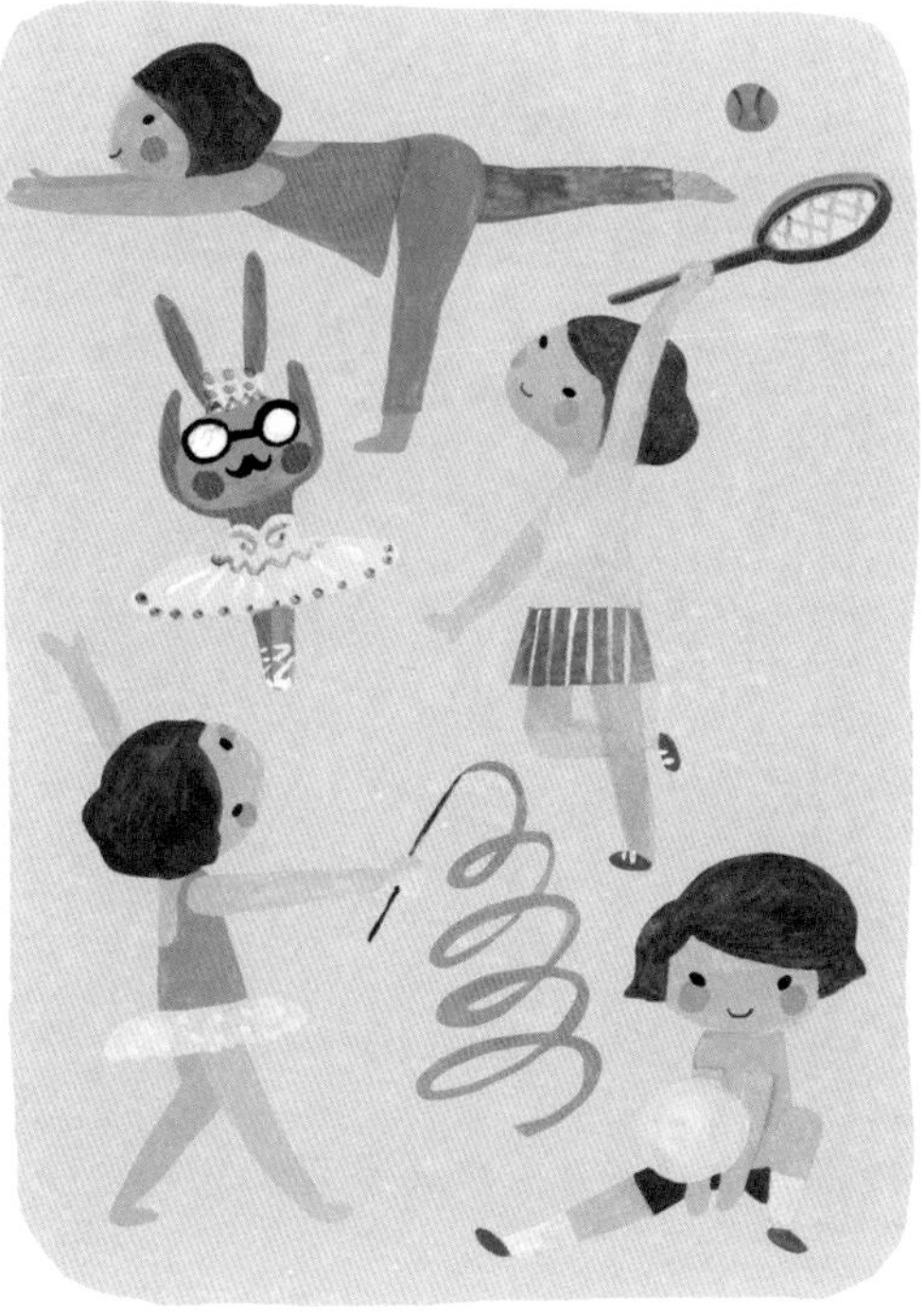

「魔法のスイッチ」の便利なところは、スイッチをONにして希望する動作をリラックスして行うと、体が自動的に理想の形で動いてくれることです。

コツは、フォームや構えがある場合は、「先にスイッチON」してから、体にとって一番良い感覚でフォームや構えを作ってください。

球技ならば「ボールは鼻で追う」が鉄則です。ボールを適切に処理するための動きが自動的に起こります。体を壊さない使い方なので、より長くスポーツを楽しむことができますよ。

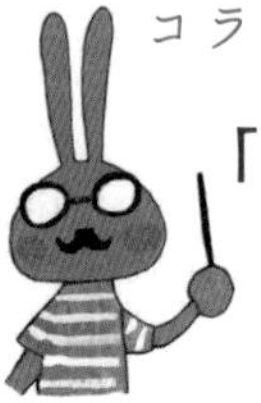

コラム

## 「魔法のスイッチ」の効果を高めるために知っておきたい「脳の働き方の特徴」

全身の数百の筋肉を同時に正しく動かしてくれる脳ですが、そのカラクリを知っておくことで、格段にスイッチの効果が高まります。

また最終章の「極意の書」の理解も高まるヒントにもなりますので頭に入れておいてくださいね。

**① 脳は「あなたがあなた自身をどんな存在と認識しているか」に従って働く**

**② 脳はあなたが発したものと、何かに反応して感じたことの区別がつかない**

このたった2つをリンクさせて理解しておくだけでも、あなたの心の自由度はグッと高まります。（本当は元々自由なんですけどね）

ぜひ、少し思いを巡らせて深めてみてください！

# 第2章
# なぜ「体幹が目覚める」ことが必要なのか？

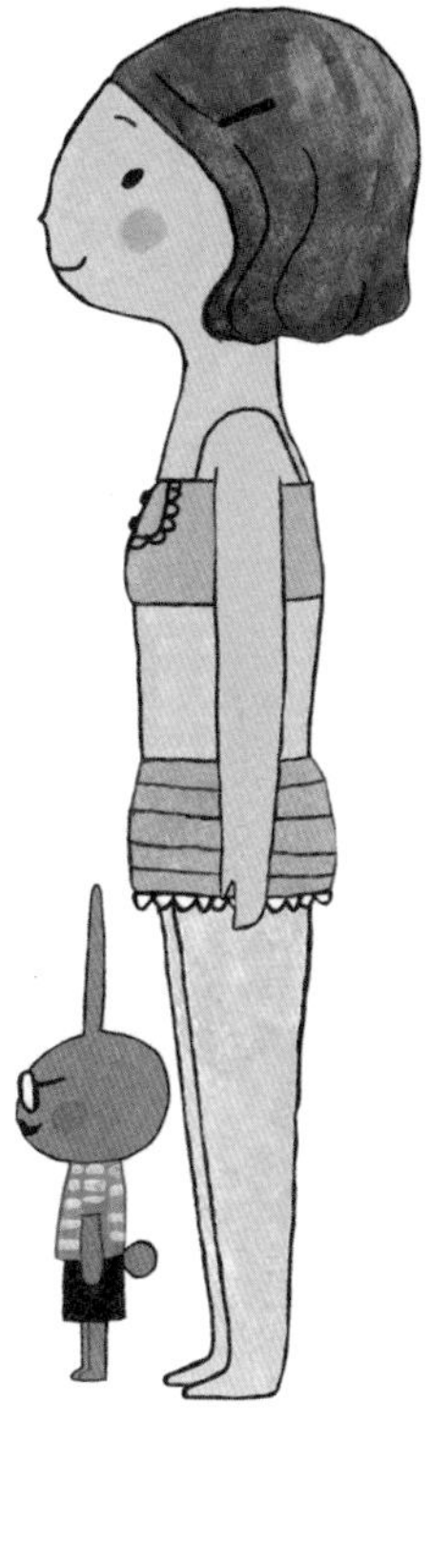

## 本来は、頭まで含めて体幹と呼ぶべきである

専門書を見ると、体幹は手や脚、首を除く「胴体」のことと定義されています。

手や脚を除くのはわかるにしても…

「首」や「頭」が体幹の定義から外されているのが、私的には全く理解できません。

骨盤から続く脊柱《せきちゅう》のラインも、頭蓋骨《ずがいこつ》の一つである蝶形骨《ちょうけいこつ》（詳しくはP112〜参照）まで続いています。

なぜ首のところで切り分けてしまうのか、本当に理解に苦しみます。

本書を読み進めて実践をしていく時には、ぜひ、

### 体幹はお尻から頭まで

と認識をしてください。その方が従来の捉え方よりも圧倒的に理に適っていると認識してできると思います。

## そもそも「健康」とは何か？

健康を求めている人は多いですし、この本を含めて人々に健康法や健康についてお伝えしている書籍も数多くあります。街を歩けばあちこちにフィットネスや整体院や接骨院やリラクセーション店。最近は筋トレやヨガも流行りですね。

それぞれが「健康に良い」を訴えているのに、不思議なことにそれぞれが全く逆の内容を主張していることもあります。

一体、何が正解なのでしょうか？

定義がバラバラなまま話を進めてしまうと、あなたを迷わせないために書いた本書ですらあなたを迷わせてしまう可能性があるので、ここで定義をしておきましょう。

実際には100点満点の健康はありませんが、あなたにとって可能性を感じられる理想的な状態を仮の100点として、そこから見て

### 60点から80点

を、本書では合格のゾーンとします。

これは**あなたの感覚での「おおむね良好」を自動的に維持できている**という状態ですし、あなたの感覚でも充分に「私は健康だよ」と言えるレベルです。

何かしらの理由でこのゾーンから出てしまったら、早めに手を打ってまたこのゾーンを維持できるようにすれば良いのです。

どうでしょうか？　これなら的を外している感じもないし、普通に納得できる「健康」な状態だと思いませんか？

健康が尊いのは言うまでもありませんが、**健康を必要以上に神聖視してしまうと、かえって自らを健康から遠ざけてしまいます。**これはある意味、怖いことです。

健康を神棚にあげて拝んではいけません。

**健康は、望めば…いや、望まなくても常にあなたと共にある**

が本書を通してのシンプルなメッセージであり、その状態を簡単に手に入れるシンプルな方法論が「魔法のスイッチ」なのです。

目的地がわからないままの旅はもうやめて、着実にゴールに向かう旅に出ましょう。

そんなに遠くない道ですから。

## 「専門家のカモ」や「健康教の信者」になってはいけない

さきほどお伝えしたように、健康に関しては100点満点はないと認識してください。そして仮に100点があったとしても、**そこを目指してはいけないのです。**

理由は簡単で、1つは60〜80点で体は充分に健康であると言えます。つまりそれ以上を求める必要がないということです。

健康であることの基準のように扱われることが多い**「体が柔らかい」とか「痩せている」などは、一方的なモノの見方に過ぎず、それが健康な状態と必ずしも一致している訳ではありません。**

・柔らかい体の代表格とも言える180度開脚ができるのに、腰痛で悩んでいる人
・太っていても健康な人、スタイル最高なのにあちこち痛くて悩んでいる人
・「ひざの痛みは太っているから、だから痩せろ」と言われて頑張ってダイエットをし、痩せたけどひざは痛いままの人
・「変形が進んでいて、手術をしないとひざの痛みは治らない」と言われていたのに、ショッピングセンター内の、いわゆる無資格リラクゼーションマッサージで痛みも消えて、ひざも真っすぐ伸びるようになった人

・手術しないと治らないと言われていた「椎間板《ついかんばん》ヘルニアによる神経の圧迫で起きている脚のしびれ」が、足つぼマッサージだけで完全に消えてしまった人

など、現代の整形外科学的なモノの見方による原因と結果のつじつまが合わない出来事は少なくありません。むしろ我々のような療術家業界では「あるあるネタ」です。
※お医者さんはダメだとか、痛みの治療はリラクゼーション店に任せろと言っているわけではありません。ただ少なくない実例を挙げただけです。

原因でないものを原因と思っていたり（思わされていたり）、基準にならないモノを基準にして一喜一憂するのは無意味です。

少し語弊があるかもしれませんが、**病的なものでない限りは、痩せているとか体が柔らかいとか、体が鍛えられているとか、その辺は「趣味の領域」なのです。**

趣味の世界なので、やりたい人は楽しめば良い世界です。
※もちろん、体が回復する過程で痩せてきたり、逆に痩せすぎの人が太ってきたり、柔軟性がアップしたりということは、よくあります。しかし、それとこれとは話が違いますよ、という意味です。

そしてもう1つの理由は、100点を目指してしまうと、たとえ99点であっても「足

りない1点」の方に人間はとらわれがちになり、そこから失う必要のない**自信を失ってしまう**ことが多々あるからです。

実はこれは健康だけに限らず、多くの場面で人が陥りがちな「罠《わな》」なのです。

そもそもこの宇宙に、**完全無欠なものは存在しません**。完全無欠なものがあり得ない以上、100%決められた運命みたいなものもあり得ません。

あなたが現在健康であろうが不健康であろうが、それは固定された現象ではありません。変えていくことができるし、意図的に健康を維持していくこともできます。

健康を選択するのも、不健康を選択するのも、健康に無頓着に生きるのも本来あなたの自由です。「絶対に〇〇しなければならない」という考え方は、そうしたあなたの自由を奪う「罠」だと思ってください。

本書は現在と未来の健康を選択する方に向けたものですが、あなたに「私が思う『健康』の定義」を押し付けるつもりは一切ありません。だからこそ私は、「健康」の定義について先ほど「あなたの基準で60~80点」とお伝えしたのです。

私は、「不健康が好き」または「自分が健康か不健康かにすら興味がない」人の自由も尊重します。ちなみに私は某G系のラーメンが大好きです。健康なら何食べたっていいじゃないか、と思います。

その上で一つだけ申し上げます。

**人間はもともと健康を維持することが得意であり、不健康を選択し続けたり、無頓着でい続けるのが、実は苦手だ**

ということを、覚えておいてください。

## 「不調」は何を語っているのか

精神世界系や、のほほんと生きよう系、良いこと言った系の世界では、よく「不調はあなたへのメッセージ」ということが言われます。

確かにそういう一面はありますが、本書ではその考え方はお勧めしません。

なぜかと言うと、そのメッセージが大事になりすぎて、**不調の自分を美化して容認し続ける状態に陥る**ことも少なくないからです。

病気や不調に限らず、「救われる」という体験は強烈な快楽です。

救われること自体は素晴らしい経験です。

救われてそのまま次のステップに進める人ならば何の問題もありません。

しかし、救われる体験があまりにも素晴らしすぎて、その経験を再び求めて「救われる必要がある状態」を何度も何度も自分で作り出し、救われることが目的化してしまうケースも非常に多いのです。

きっとあなたの周りにも何度も同じようなトラブルを抱える人がいると思います。

もしかしたらあなた自身がそうかもしれません。

何を隠そう、私自身も過去にそういう経験があります。全く珍しい話でも恥ずかしいことでもないのです。

これは、思考停止して感情に飲み込まれていると、引き起こしがちなミスです。

本書では、不調に対しては美化せず、シンプルに「体にとって好ましくない状態である」とスパッと切ることをお勧めしています。

**不調に対しては「魔法のスイッチ」を使って、「健康な人の体の使い方」に切り替えてください。**

不調を「いい思い出」にできるのは、健康になった後です。

※もし、どうしてもあなたが「不調に何かの意味を与えたい」と考える場合は、いったんこのページにしおりを挟んで、先に最終章の「極意の書」を読んでみてください。意味の与え方を間違わなくなります。

## 健康な人と不健康な人の間にある「たった一つの違い」とは

ここからは体の話に戻ります。

この章の最初で「体幹は頭からお尻までと定義すべきだ」と申し上げました。

ここで**「体幹が目覚めている」**というのは、

**骨盤と蝶形骨《ちょうけいこつ》（頭蓋骨の一つ）が筋力に頼らず、上下で体幹を支えている状態**

と定義します。

**健康と不健康の差は、この状態ができているかいないかの一点だと言えます。**

この状態ができていれば、魔法のスイッチを使えば60〜80点はすぐに達成できます。

残念ながら時折、体を緊張させ続けざるを得ない「ある状態」に陥ってしまっている人がいます。これを的確に解消しないと、治るものも治りません。

一週間以上、魔法のスイッチを使っても目立った変化が得られない場合は、これを疑ってみると良いかもしれません。

この「ある状態」に陥っている方の特徴は、ずばり「さまざまな治療を受けたが明らかな改善に向かわなかった」というものです。

他にも、

・何年も続く慢性的な痛みや不調・手術が必要だと言われる関節の痛み・喘息《ぜんそく》・ぎっくり腰

・鼻づまり・副鼻腔炎《ふくびくうえん》・慢性疲労・手や脚にしびれがある・耳鳴りや突発的な難聴

・鬱《うつ》などの精神的なトラブル・めまいなどのメニエール病を疑われる症状

・ロコモーティブ症候群・脳卒中・気候の影響を受けやすい、など

あくまで私見ですが、これらの症状で悩んでいる方が多いです。

この「ある状態」に陥っているかいないかを簡単に確認する方法についてはP82〜で解説していますので、そちらも併せて確認してください。

## **健全な体幹を維持する最低条件＝骨盤の正常な機能**

では、「体を緊張させ続けざるを得ない状態」とはどのようなものなのでしょうか？

骨盤は**仙骨**《せんこつ》（骨盤は蝶々のような形をしていますよね。その胴体にあたる部分です）と**腸骨**《ちょうこつ》（蝶々の羽にあたる部分です）の2種類の骨で構成されます。

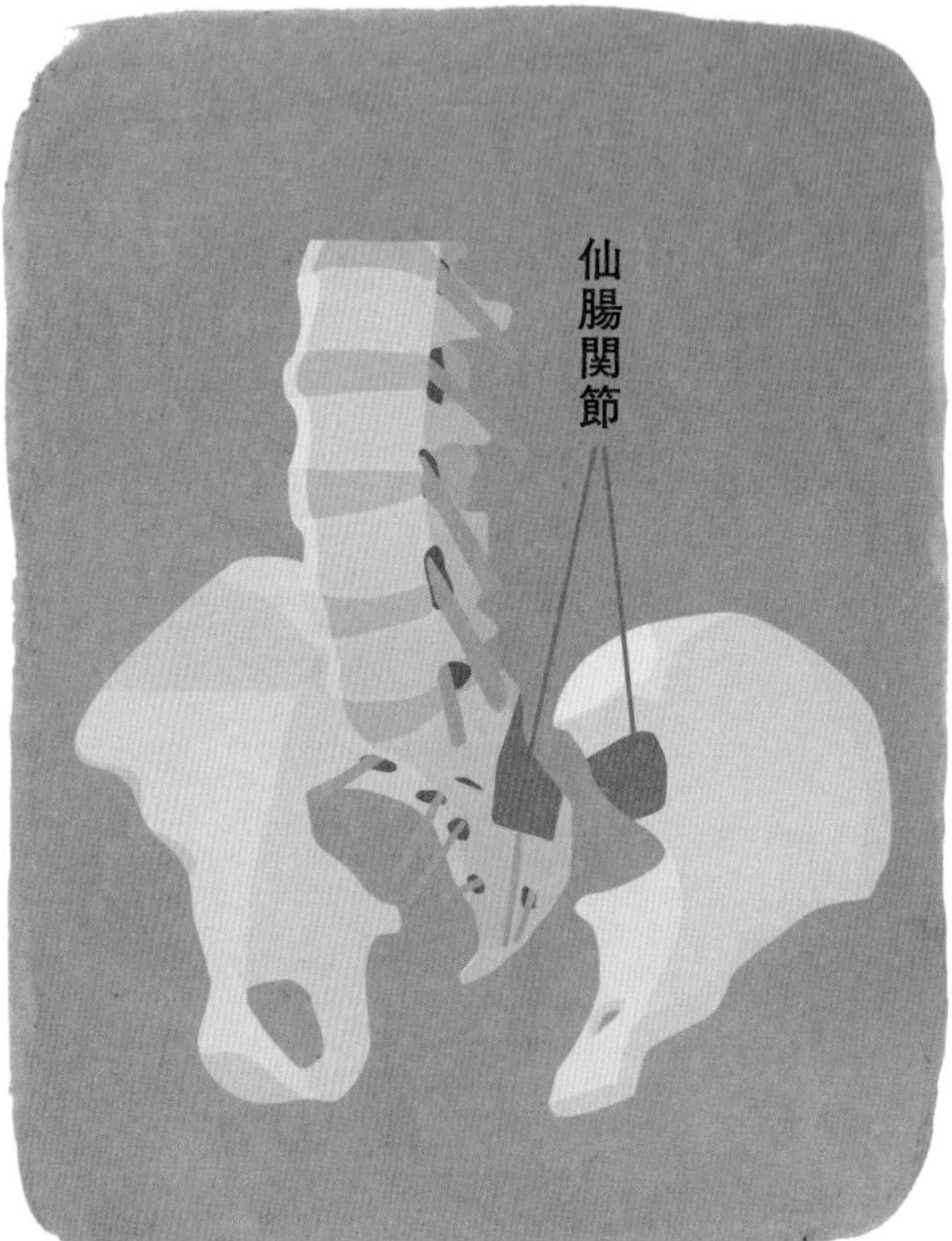


この二つの接合する面を**仙腸関節**《せんちょうかんせつ》といいます。

諸説ありますが、仙腸関節には主に体幹の支えと、呼吸に関する動きがあるとされています。

この仙腸関節は、30年ほど前までは、大きな動きをしないことから「不動関節」という扱いになっていました。直接的に仙腸関節を動かす筋肉が存在しないことと、頑丈な靱帯《じんたい》で覆われていることを理由として、現在でも不動関節と捉えているお医者さんや療法家もいるようです。

対して、カイロプラクティックを始めとする多くの療法家は、昔から「仙腸関節は動く」と断言しており、今に至るまで「仙腸関節　動く動かない論争」が絶えません。

事実はどうなのか。

実際は、仙腸関節は呼吸に連動して動いていますが、ここではこの論争には立ち入りません。

なぜなら、先ほど述べた**「骨盤と蝶形骨が上下から筋力に頼らず体幹を支えている状態」**さえ自然に維持できてさえいれば、仙腸関節が動いても動かなくても、どっちでもよいからです。

ただし、ここで一つ、お伝えしたい大事なことがあります。

少なくとも、よく言われる**「骨盤がズレる」**という表現は、適切ではありません。

仙腸関節は「ズレる」という程には動かないからです。

それでは、次にお伝えする方法で、骨盤の機能が正常かどうかをチェックしてみてください。

## 誰にでもできる骨盤機能のチェック法

一人でもチェックできますが、二人でチェックする方を推奨します。

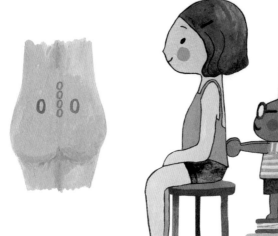

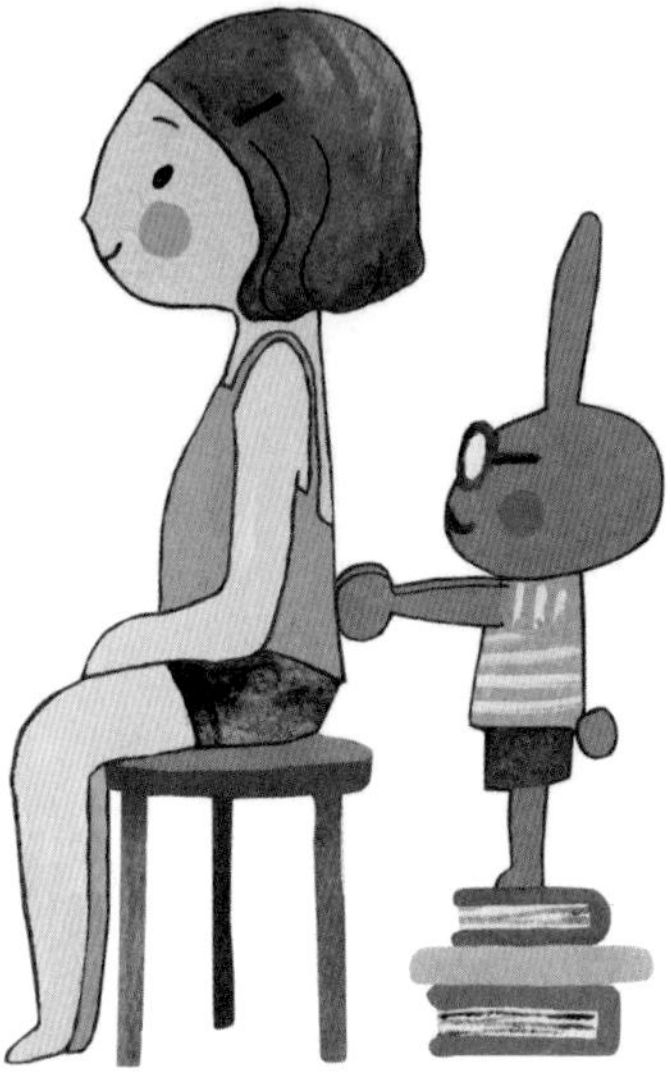

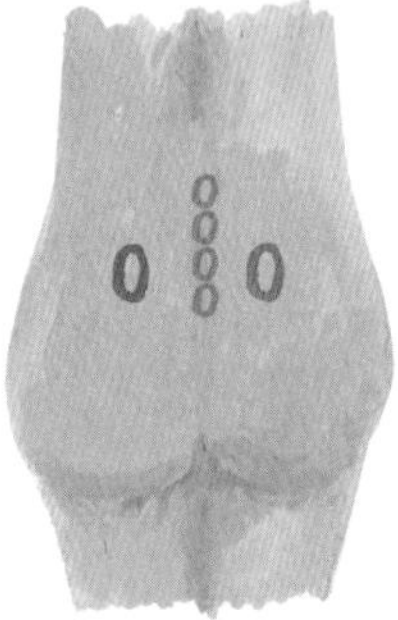

①チェックを受ける人は、丸椅子などの背もたれの無い平らな椅子に自分なりの良い姿勢で座り、目をとじる。

②テストする人は、両手でシッカリとした握りこぶしを作り、上のイラストの仙腸関節の位置に密着させる。

※押し込まないように注意してください

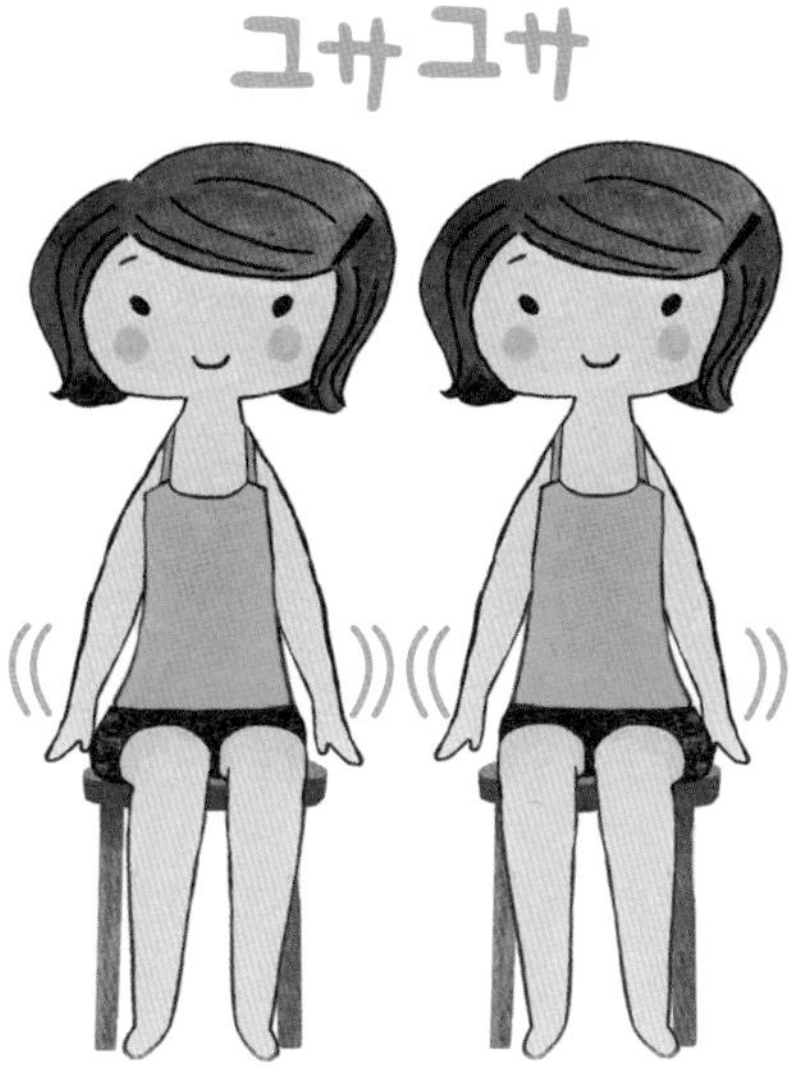


③特に上半身の揺れ具合と、骨盤や股関節周辺の安定感や不安定感を確認しながら右、左の順番で密着させたこぶしで前に向かって押し、骨盤を揺らす。

1. 正常ならば、左右ともにしっかりと安定感があり、体が大きく揺れない。
2. 体が左右両方に大きく揺れる場合は、骨盤は問題ないが、横隔膜や首、腕の緊張が強い。
3. **骨盤機能が低下している時は、左右で揺れに大きな差が出る。とくに左だけにグラつきがあり、押されると押されただけ、グワングワンと大きく体が動いてしまう。**

1や2の状態でしたら、骨盤の機能には問題がありません。「魔法のスイッチ」で健康な体の動きを取り戻していけばOKです。

問題なのは、3の「左の揺れが大きい場合」です。

これが先ほどから申し上げている**「ある状態」**です。

左の揺れが大きい友人などを実験台に（もちろん許可を取って）、調整をせずに体幹覚醒メソッドを試しましたが、やはりその場の変化だけになり、永続的に良い状態を維持できるようにはなりませんでした。

左の揺れが大きい方は、ぜひ1～2回ほど私の所に体幹瞬間覚醒メソッド個人レッスンに遊びにいらしてください。「ある状態」を解消してから本当の良い感覚を体感していきましょう。

詳しくは、巻末（P214）にURLが記載されたホームページをご覧ください。

## 本物の骨盤調整は、一生のうち1～2回でOK

私の整体院には、これまでにさまざまな病院での治療や他の施設でいろいろな施術を受けても良好な結果を得られなかった方が、多く来院されます。

中には、テレビやラジオで有名なゴッドハンドと呼ばれている治療家の施設で数十万円をつぎ込んでもダメだった、とか、手術をしたけど状況が変わらなかった、という方も珍しくありません。

その方たちの多くが、先ほどご説明した**「ある状態（骨盤の機能の低下）」**がそのまま残っています。

骨盤の機能を取り戻す調整法は「体幹瞬間覚醒メソッド　インストラクター養成講座」ではお伝えしていますが、ここでは記しません。なぜなら、解剖学や運動生理学、皮膚や関節などの運動学的な知識と、非常に繊細な感覚が必要なため、習得には数か月の修練を要するからです。

それよりも私がサッと解消してしまった方が早いし確実です。余程のことがない限りは表題のように1～2回で骨盤の機能を取り戻すことが可能です。一度しっかり機能を取り戻せば基本的にもう骨盤の事は気にしないで大丈夫です。

このメソッドは、実はある有名な技法の応用なのですが、鑑別法や使用目的が全く違うので、誤解を招かないように名前も書かないでおきます。

興味があって、周囲の方の役に立ちたい方は、ぜひインストラクター養成講座を学びにいらしてください。

これを習得しただけで、国内でもトップクラスの療術家になります。

## 体幹が目覚めていない状態での体幹トレーニングは×

「健康のために」という理由で体幹トレーニングに励んで、結果的に痛みなどを悪化させてしまうケースが後を絶ちません。

そうなる理由は、先ほどから何度も述べている「骨盤機能の低下」によって、そもそも体幹が目覚めた状態を維持できずに、**どんな動作でも無理を強いられている**からです。

体幹の筋肉を鍛えているつもりが、ただ全く違う筋肉に負担をかけているだけになっているケースが非常に多いのです。

「体幹が目覚めている」時は、とにかくあらゆる動作が楽です。

そして、「体幹を目覚めさせる」ために必要なのは、**たった4つの「魔法のスイッチ」をONにする**ことだけなのです。

流行している筋トレや体幹トレーニングは、**まず体幹を目覚めさせてから**行うようにしてください。

実験してみましょう。二人組推奨ですが、一人の場合は壁やゴムチューブなどをうまく使って試してみてください。（ここでは二人組で行う方法を記します）

テストを受ける側をA、サポートする側をBとします。

（下のQRコード <https://youtu.be/qxR7Cuuq-ds> から見られる動画では子どもがA、大人（私）がBです）

1、Aは仰向けに寝て、膝を立てます。

2、膝を揃えたまま左右に倒して、楽な方を見つけます。そして真ん中に戻します。
（仮に右へ倒すのが楽だとして話を進めます。もし左が楽なら、この後の「左右」はすべて逆になります）

3、BはAが膝を倒しやすい側（ここでは例で右）に入り、Aの脚に体を密着させます。（体で押し込まないように注意）

4、お互いにリラックスした状態からAは先ほどのように右に膝を倒します。Bはそれを体で受け止めます。Bは数秒したらAの脚を中央方向に押し込みます。お互いに自分の感覚を覚えておいてください。Aはキツく、Bは楽々押さえられるはずです。

5、3の状態に戻ります。

6、今度はBはそのまま、Aだけ**鼻を意識してスイッチをONにしてから**膝を右に倒します。Aは楽に倒せ、Bは支えるのが大変なはずです。

この違いが、体幹が眠っているか目覚めているかの差になります。

前者が一般的な体幹トレーニングの状態、後者が目覚めた体幹を活かしたトレーニングの状態です。どうでしょう？　一般的な体幹トレーニングでは体幹がうまく働かないことが理解できたと思います。

**体幹は目覚めさせて活かす。**これがトレーニングの鉄則です。

## 体幹が目覚めるとＩＱが上がる。ＩＱが上がると健康になる

体幹が目覚めた状態での身体の動きは快適です。全身が自然に連動して、身体能力が向上します。

ここ10〜15年ほど、一流のスポーツマンで知性も素晴らしい人が目立つようになりました。

２０１９年9月、日本でラグビーのワールドカップが開催され、日本チームが第二戦目で優勝候補のアイルランドを撃破するなど大活躍しましたね。まさしくこの選手の皆さんが「知的で体もすごい人」の集まりだと感じました。

なぜ体幹が目覚めるとＩＱが上がるのでしょうか？

詳しい説明は「横隔膜スイッチ」のコーナーに譲りますが、事実として、筋肉は脳からの電気信号によって動き、全身からのフィードバックされた情報に基づいて体の状態を察知し、体の感覚として私たちに伝えてきます。

痛みや違和感は、身体の動きが適切でない時に現れるものです。

ＩＱが上がっている時、脳は前頭前野が優位に働き、思考や発言、行動などがより高い視点に基づいて健全に行われます。

この時には、脳が全身を正しく統合し、バランスが取れた（バランスそのものの）状態で活動することができます。

どうでしょうか？　この一文って「健康そのもの」のことを言っているように思いませんか？

「体幹が目覚めている」とは、呼吸が深く、体はリラックスして全身が自然に連動している状態を指しています。

まさしく**「ＩＱが上がっている時」の体の状態**です。

## 健康は未来志向の人に訪れる

さて、前頭前野が優位に働いている時に、人間はどのような心理状態になるでしょうか？

答えは簡単で、

・自身の行動には主体的
・思考は楽観的で理知的で論理的
・性格はおおらかで愛情に溢れている

だれもが「良い」と認識する状態そのものです。

ざっくり言うと、「このような人になれれば良いですね」という話になるのですが、性格を変えるのはなかなか難しいですし、単に思い込みだけでフリをしていると結果的にギャップで苦しみます。

では、どうすれば性格が変わるのでしょうか？

**こんな時こそ「魔法のスイッチ」を活用してください。**

「魔法のスイッチを使って体を健康にしておけば、同時進行で脳の働きも良くなり、気付いたらそういう人になる」と思っていてください。

思えましたか？

良いですね、さっそく未来志向に変わり始めてますよ！

## 体幹が目覚めていないと起こる恐ろしい事と、体幹が目覚めて回復した事例

魔法のスイッチを使い、体の使い方が変わるだけで多くの方がさまざまな不調を克服し、再び快適な生活を獲得しています。

ここに多くの事例を示しますので、ご自身の状態と照らし合わせて、良い方向への変化のイメージを持つきっかけとしてお読みください。

※ここに記した事例はすべて事実ですが、個人の感想に基づいたものであり、医学的な定義としての健康効果を保証するものではありません。また、行った施術は「体の使い方をうまくするために必要な事」だけであり、いわゆる治療行為ではありません。必要な場合は適切に医療機関での診断を受けてください。

体温の低下
## 平熱が35・5度で病気がちだった30代女性が、体幹が目覚めて平熱が36・5度になり健康を取り戻した例

慢性的な腰痛が悩みでの来院でした。

呼吸が浅く全体的に緊張がち。背中が丸く、特に横隔膜付近がプックリと膨らんでいました。

仙腸関節の機能も低下（体幹下部の支えのない状態）していたので、ゆっくり鼻呼吸をしてもらいながら調整。姿勢は大幅に改善し、腰の痛みも大幅に減少。

横隔膜スイッチと僧帽筋スイッチを触りながら鼻呼吸を続けてもらい、いくつか操体法を実施。全身の動きが概ね良好と感じられた所で施術は終了しました。

鼻を意識（呼吸も）しながら日常生活を送る指導をして、1週間過ごしてもらうことにしました。

1週間後に再来院。仙腸関節の機能も回復し、呼吸も深く、体幹も目覚めた状態が維持できていて好調だったので、より良い状態を作るためにいくつか操体法を実施し、引き続き鼻を意識した生活を送ってもらうことを指導し卒業になりました。

2か月ほど経った頃に、隣町のショッピングモールで声を掛けられ、低かった平熱も上がり、特に不調もなく快適に生活できている様子を知ることができました。

## 肩こり、腰痛（急性、慢性含む）、肋間神経痛など
## 年に何度もぎっくり腰を起こしていたのに、
## 体幹が目覚めたら腰の痛みを起こさなくなった40代男性の例

年間を通じて相談の多いぎっくり腰ですが、特に私のところでは年末年始、春先、梅雨、秋と冬の変わり目、後は台風など急激な気圧低下の時に増える傾向があります。

この男性は秋の台風シーズンの来院でした。何度も痛みを繰り返す人の特徴に漏れず、仙腸関節の機能低下（体幹下部の支えがない状態）を起こしており、それを補うように体の表面の筋肉を鎧のように固めて姿勢を維持していました。

仙腸関節の調整が終わった時点で寝返りの際の痛みは半減しました。

その後、鼻呼吸をしてもらいながら、仙骨スイッチ→横隔膜スイッチ→僧帽筋スイッチ→鼻スイッチという順番で下から上にスイッチをONにした状態で体をゆっくり動かしてもらい、8割がた痛みが引いたところで3日後に再来院を勧めて初日は終了。

3日後、再来院時には痛みはほとんどなく、若干の違和感が残っている状態でした。前回と同様に下から順にスイッチをONにしながら「どれだけ力を入れないで体を動かせるか」の練習をしました。また痛くなるのが怖いので月に一度程度のメンテナンスで通いたい、とのことでした。

以後1年以上経ちますが、特に痛みを起こすことなく生活できているようです。

腱鞘炎、テニス肘、ゴルフ肘、野球肩

## 高校野球部の投手、肩と肘の痛みで手術をしないと治らないと言われたが、体幹が目覚めたら自動的にフォームが変わり、手術なしで2週間で回復した例

小学校のころからピッチャーをやっていた野球少年。

中学の時に顧問に仕込まれたフォームで投げるようになってから肘と肩に違和感を覚えるようになり、顧問にその事を伝えると「筋力が足りないからだ」と言われ、痛みが消えることを祈りながら、痛みをこらえて筋トレと投球練習の日々。

残念ながら彼の願いは通じないまま、3年の夏の大会を早々に敗れ引退。

受験勉強で野球を離れていた時期は痛みもなかったので筋トレも休んでいました。

無事に志望校に合格し、高校で野球を再開。ほんの数日でまた悪夢のような日々が戻ってきたそうです。数件の接骨院をはしごしても痛みは変わらず、先輩の勧めでスポーツ整形外科を受診。

彼に与えられた選択は「野球を辞めるか、手術をするか」でした。

その状況の際に彼のお母さんが職場の仲間から私の話を聞き、物は試しで来院。

様子を見てみると、仙腸関節の機能はしっかりと維持されていました。

それであれば、痛みの原因は「本当に関節がダメなのか、それとも単に使い方の問

題なのか」です。

ゆっくりと普段の投球動作をしてもらった所、テイクバックを大きく取り、後は腕力任せで投げるフォームでした。ちょっとでも野球をかじった人ならば信じられないレベルです。

全身の軸の先端は鼻であることを理解してもらい、鼻をキャッチャーミットに向けて、そこから自然に起こる動作を私がデモンストレーションし、それを参考に本人にゆっくり動いてもらいました。

そうすると、腕や胸に多少のツッパリ感があるものの、ほとんど痛みを感じずに投球動作ができました。

全体の緊張を解消してから再び動くと、今度は違和感なく動かすことができたので、日常の場面でも鼻を意識して動くことを指導して終了しました。

次回は調子が悪ければ1週間後、調子が良ければ2週間後としました。

特に痛みもなかったので、本人の考えで3日目から軽い投球練習から再開し、2週間目の再来院時には自分自身の無理のないフォームをしっかり身につけて部活動に復帰していました。

そもそも彼は、変なフォームさえ仕込まれていなければ辛い思いをする必要のない状態だったのです（すべての事例が外科的手術が不要だという意味ではありません）。

その他にも、以下のような改善例があります。

**手や足のしびれ（坐骨神経痛、胸郭出口症候群、頸肩腕症候群など）**

20年続いていた首から腕のしびれが、横隔膜スイッチと僧帽筋スイッチを触りながら鼻呼吸をしたら3日で消えた60代女性の例。

**線維筋痛症**

離職に追い込まれるほど酷かった線維筋痛症《せんいきんつうしょう》が、4つのスイッチで体幹を目覚めさせ、気持ちよくできる範囲での運動を始めたら1か月で社会復帰できた30代女性の例。

**目眩、頭痛、吐き気（交通事故後のトラブル、メニエールなど）**

鼻スイッチを意識した生活で体幹が目覚めたら、交通事故後2年以上続いていた目眩、頭痛、吐き気の連鎖から1日で抜け出した40代女性の例。

**難聴、耳鳴り**

4つのスイッチで体幹が目覚めたら、40年悩んだ「セミの鳴き声」のような耳鳴りが1週間で消えた60代女性の例。

**スマホ首、ストレートネック**

鼻スイッチと横隔膜スイッチで体幹を目覚めさせたら、姿勢が良くなりスマホ首が3日で治った10代女性の例。

**鬱《うつ》などのメンタルの問題**

鬱《うつ》で半年の休業状態から、魔法のスイッチ体操で3週間で店舗を再開した50代男性個人商店経営者の例。

**喘息、小児喘息**

風邪が引き金となって現れる発作の影響で一週間は呼吸が辛い生活を送る状態から、体幹が目覚めたら風邪を引いても発作が起きなくなった40代整体師の例（私です）。その他、小児喘息は改善例が多数あります。

**更年期障害**

ほてり、冷え、慢性的な体調不良などが、魔法のスイッチ体操で2週間で改善した50代女性の例。

**脳梗塞《こうそく》**

魔法のスイッチの併用で、脳梗塞《こうそく》後のリハビリの効果が飛躍的に向上した60代男性の例。

**その他、季節病や医学的に原因不明とされる症状**

ひどい熱中症を経験した後、季節の変わり目ごとに体調不良になり困っていたが、体幹が目覚めたら影響を受けなくなった40代女性の例。

# 体幹が目覚めていないと…

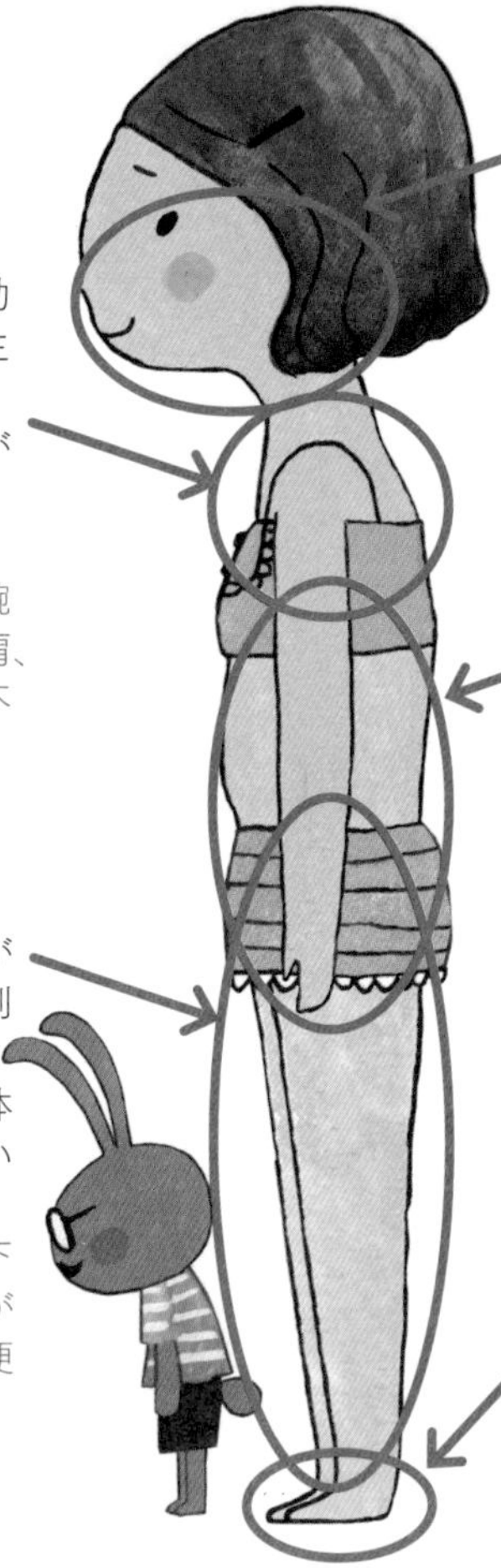

頭の重みを支えるために筋肉が固まり、首やあごの動きが妨げられている

肩や首のこり、顎関節症、緊張性頭痛、耳鳴り、めまいなど

肩が前に巻き込まれ可動域が制限、腕も親指側主導になり手首が固い
胸にも緊張が及び胸郭が圧迫されている
呼吸も浅い

背中や首の痛みやこり、腕の痛みやしびれ、四十肩、五十肩、腱鞘炎、喘息、不整脈など

腹腔内の圧力が抜け、内臓が全体的に下垂気味になり機能も低下している
腰椎や骨盤が安定しない
→股関節周辺や腰回りの筋肉を固めて体を支えるので自然なねじれが制限され、全身の動きが悪くなる

椎間板ヘルニア、坐骨神経痛、慢性腰痛、のぼせ、つわり、不妊、逆子、ひざ痛その他全身に現れるさまざまな症状

股関節周辺から脚全体が緊張し、全身の動きを制限している
ひざがきれいに伸びず、体全体から元気が抜けていく

O脚、X脚、ひざ痛、下半身全体の倦怠感、脚がつる、四十肩、五十肩、便秘など

重心がつま先や足の外側にかかり、常に足首が緊張している
足裏からふくらはぎの動きが悪くなる

外反母趾、足底筋膜炎、かかとの痛。角質、ひざ痛

「魔法のスイッチ」を

←

ONにすると…

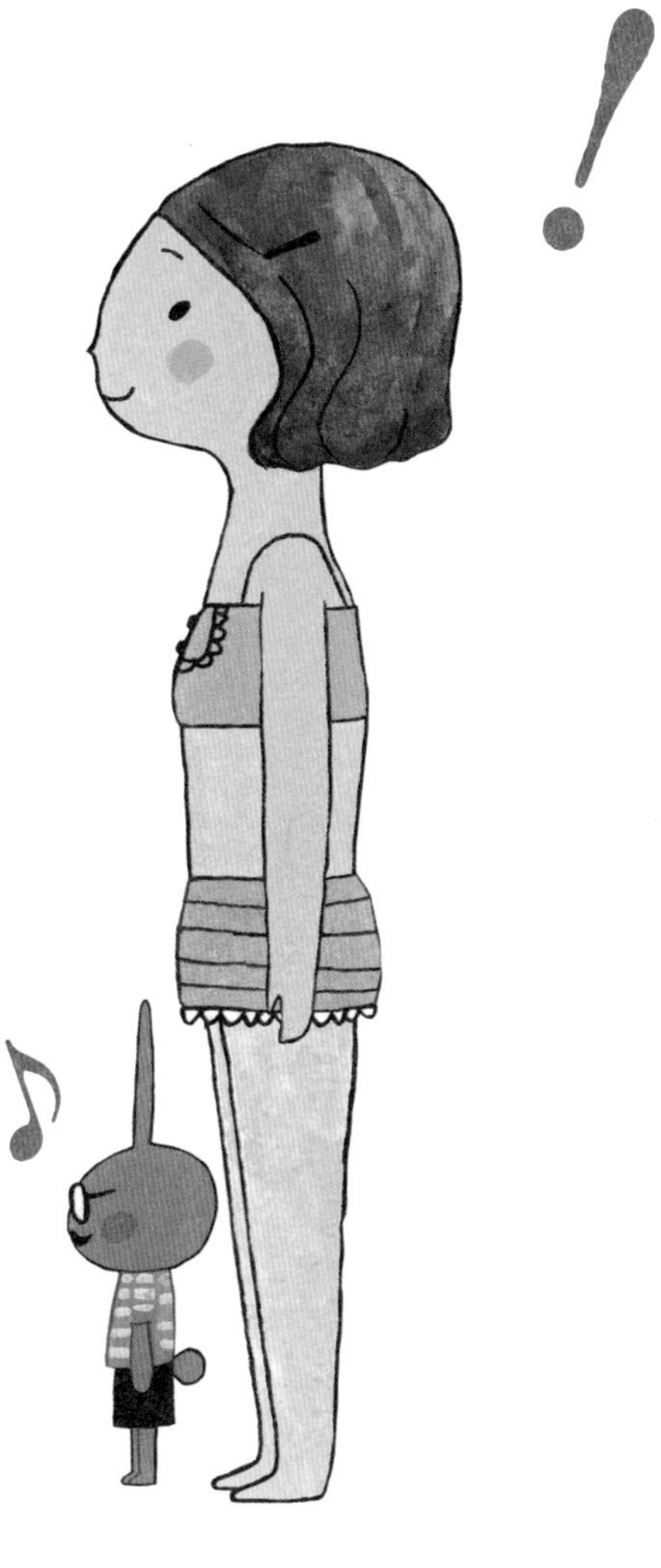

体全体が「自動的に」良い状態に向かう！

# 第3章
# 知れば効果が高まる！
# 「魔法のスイッチ」の解剖学

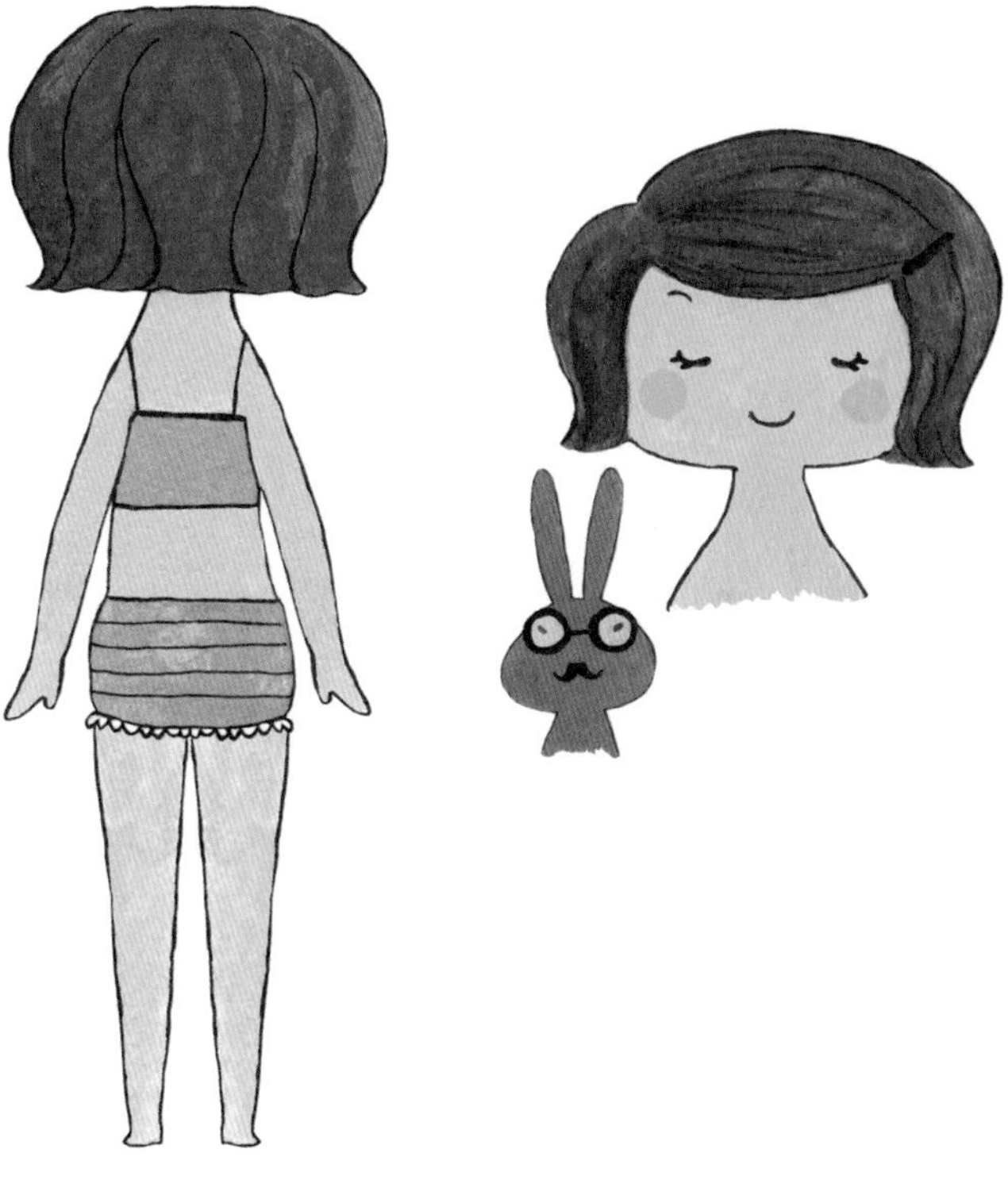

ここが本当の体の先端

# 鼻スイッチ

**快適で美しい姿勢、高い運動能力を手に入れよう！**

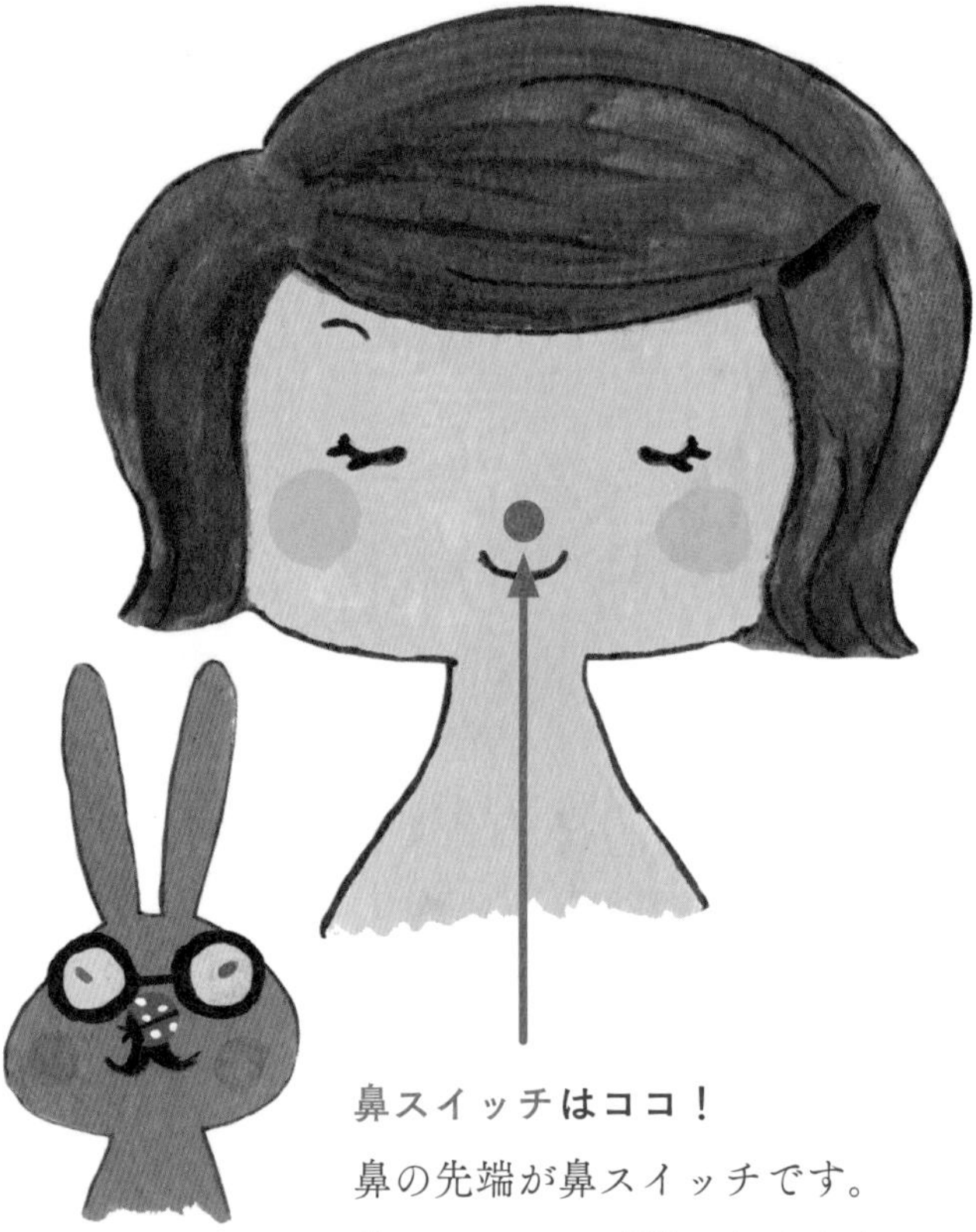

**鼻スイッチはココ！**

鼻の先端が鼻スイッチです。
鼻スイッチは「触る」よりも、
気軽に「意識する」とうまく使えます。
さまざまな動きを試してみましょう！

いつものように首を左右に動かしてみましょう

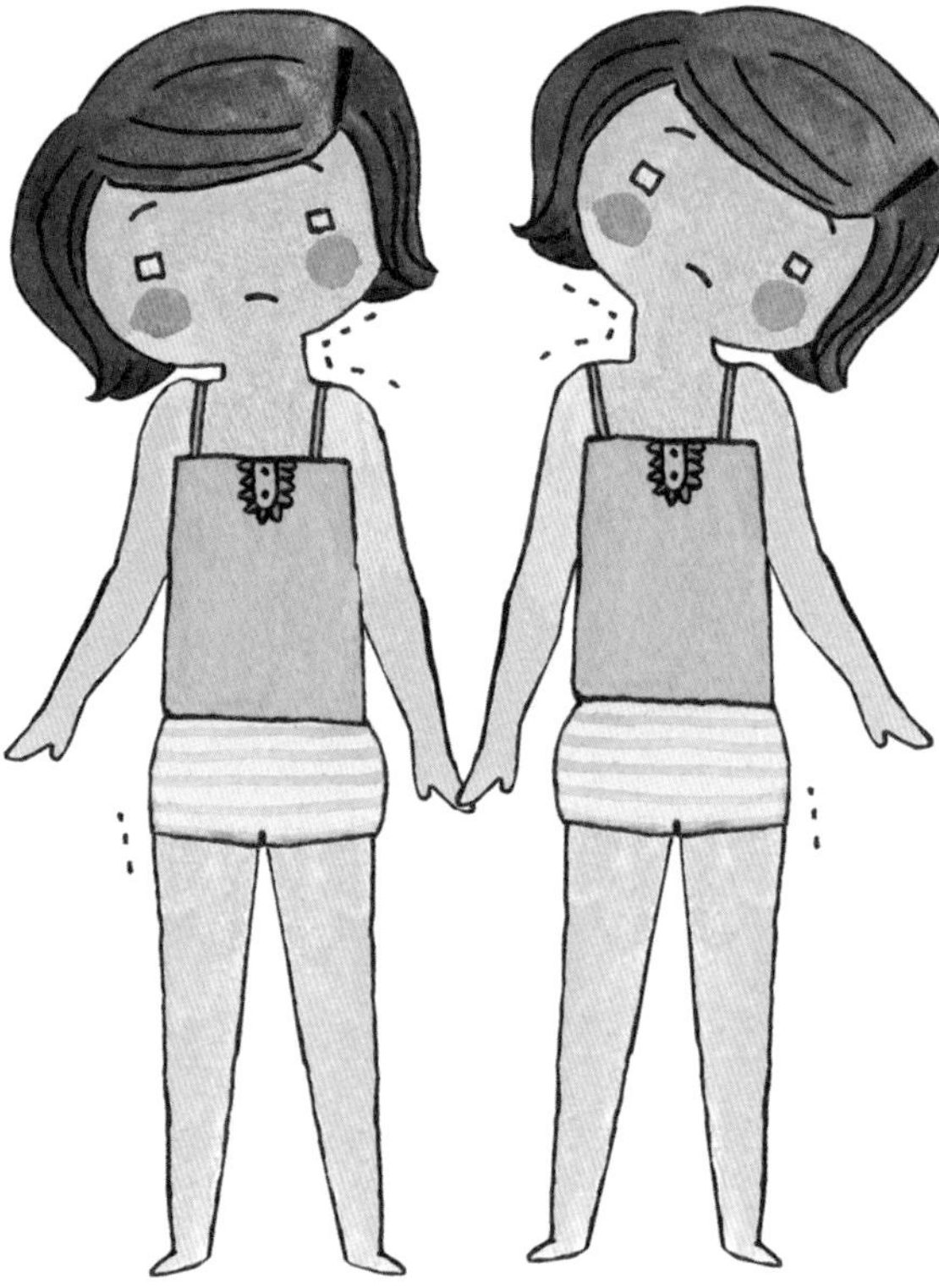

☞鼻を意識して、鼻スイッチをONにすると…

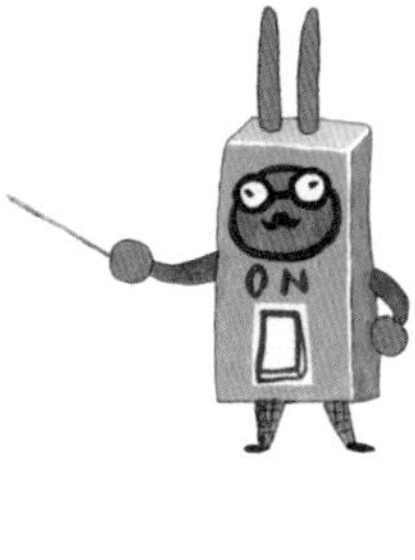

自然に全身がついてきて楽に動きます

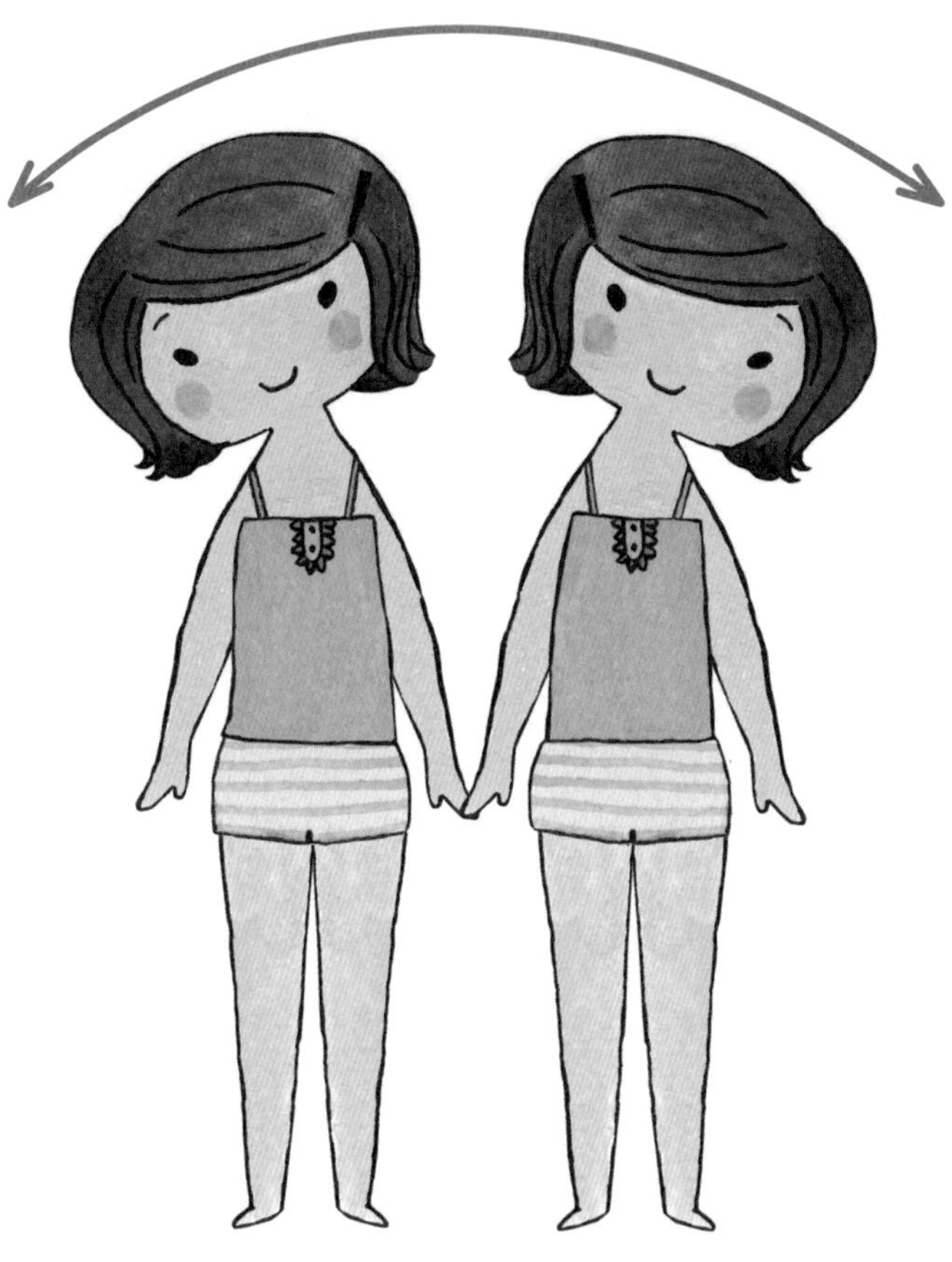

同様に、前後や左右を向く動作、
グルっと首回しなども試してみましょう。
自然に全身運動が誘発されるはずです。詳しくはP111～

腕を大きく回してみましょう

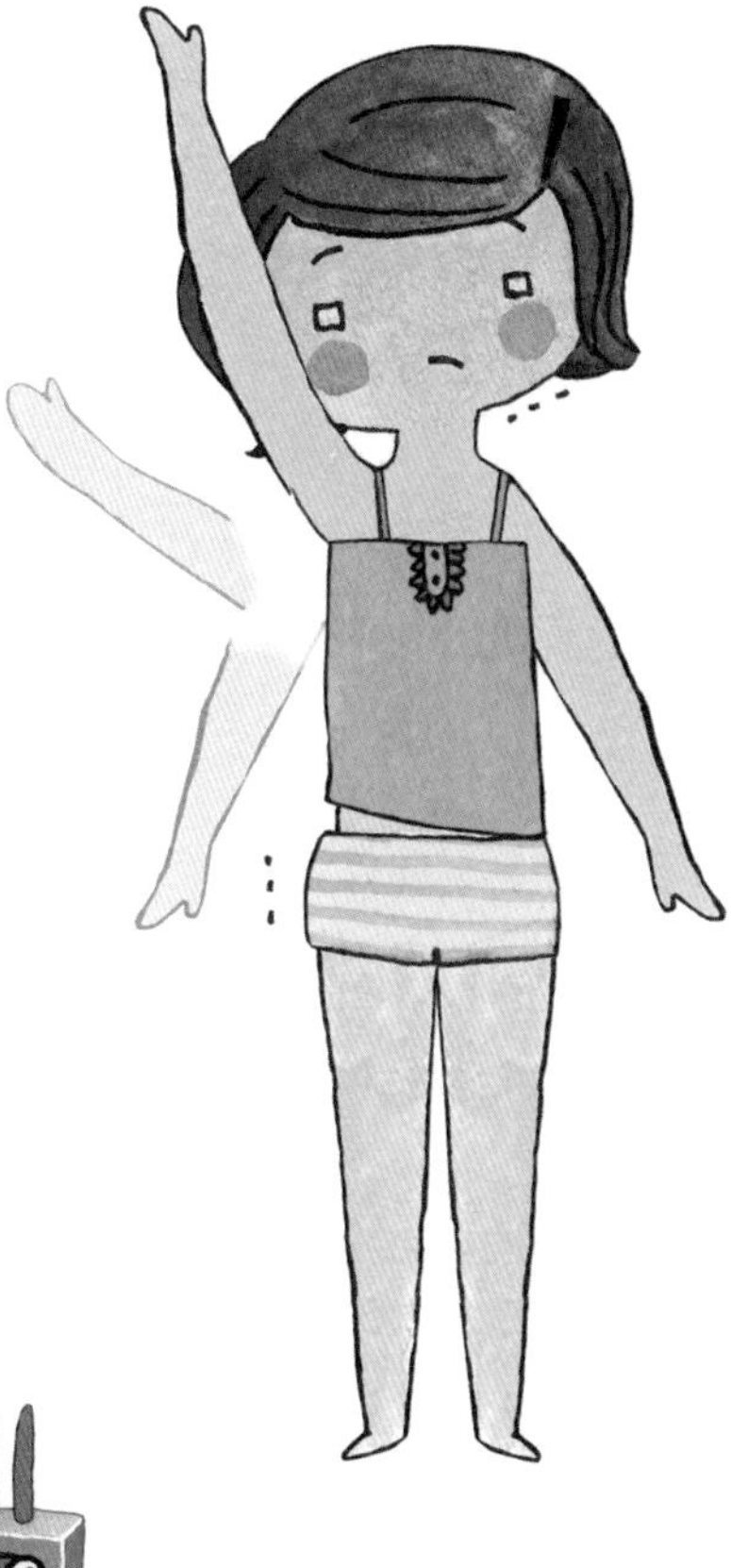

☞鼻を意識して、鼻スイッチをONにすると…

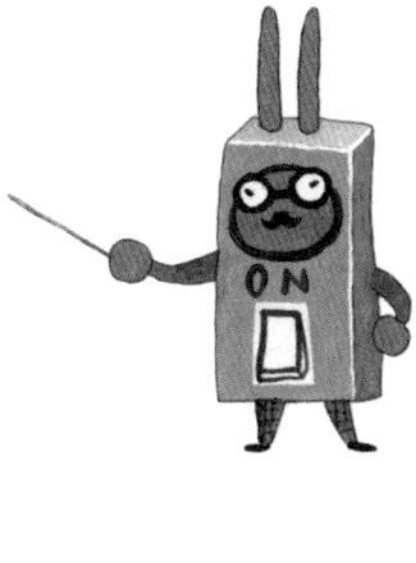

体幹や脚にも動きがつながり、
自然に大きく、軽く動くようになります。
全身が気持ちよく伸びるように動きます

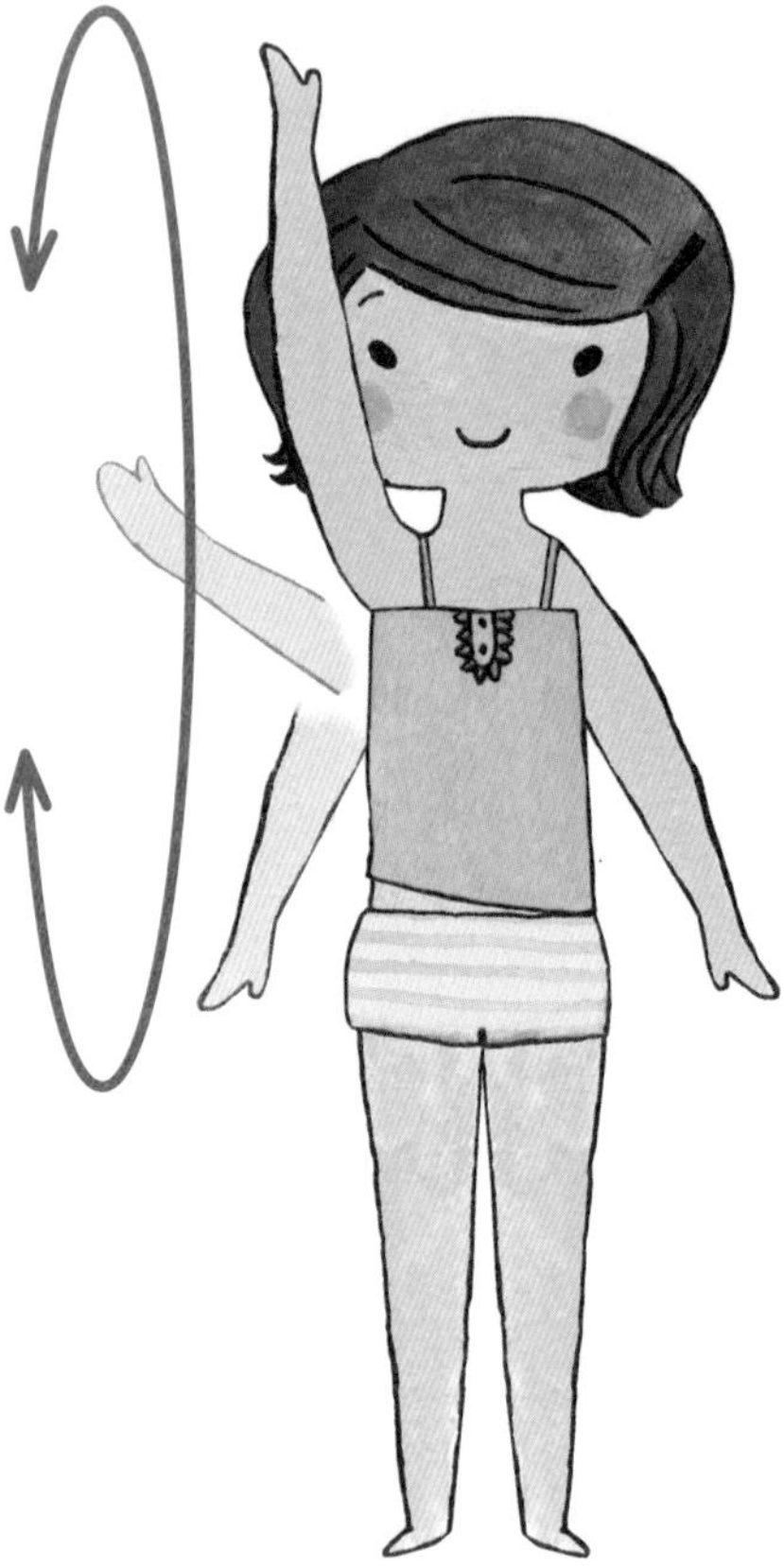

詳しくはP111～

寝返りを
うってみましょう

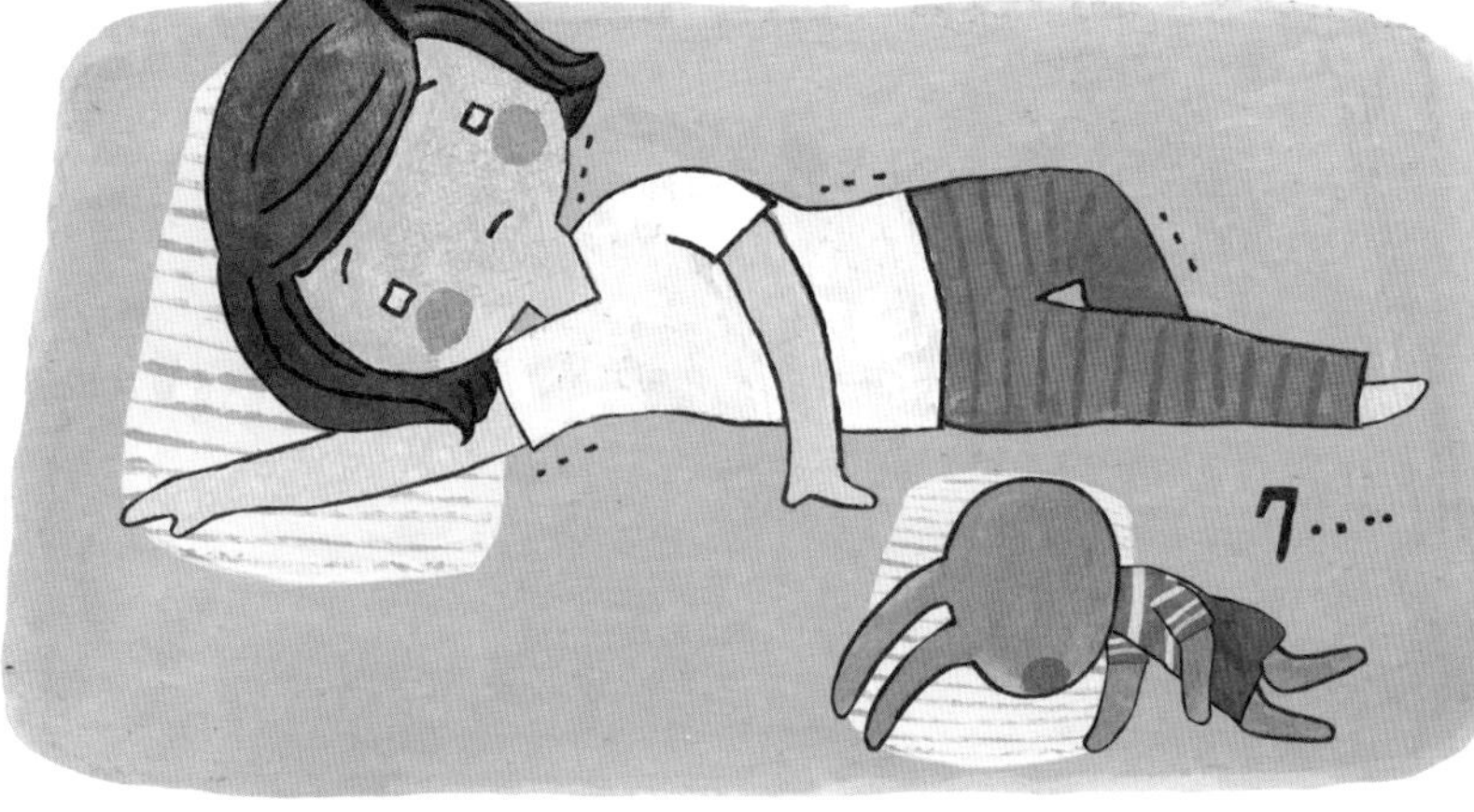

☞鼻を意識して、
鼻スイッチを
ONにすると…

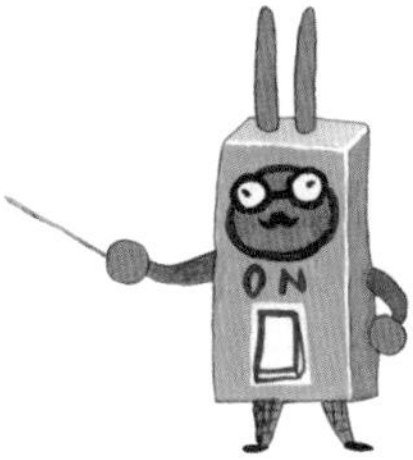

軸を活かした
楽な寝返りが
できます

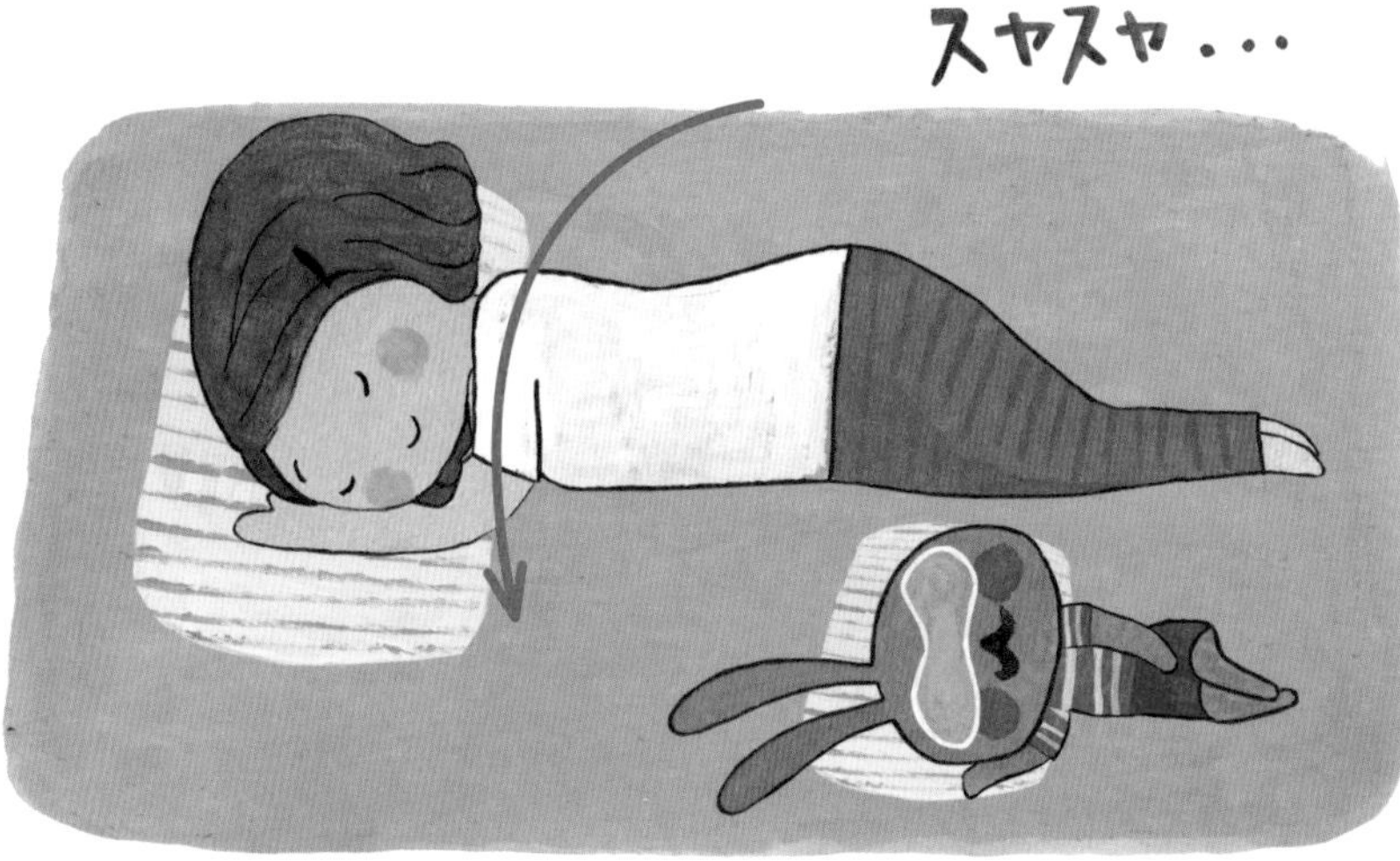


コツ1　力を抜いて鼻の頭から向きを変えて、体が付いて来る感じ
コツ2　鼻の頭を意識しながら全身で気持ちよく動く

感覚を掴みやすい方で慣れてください。
妊婦さんにも喜ばれている方法です。

椅子やベッドから立ち上がってみましょう

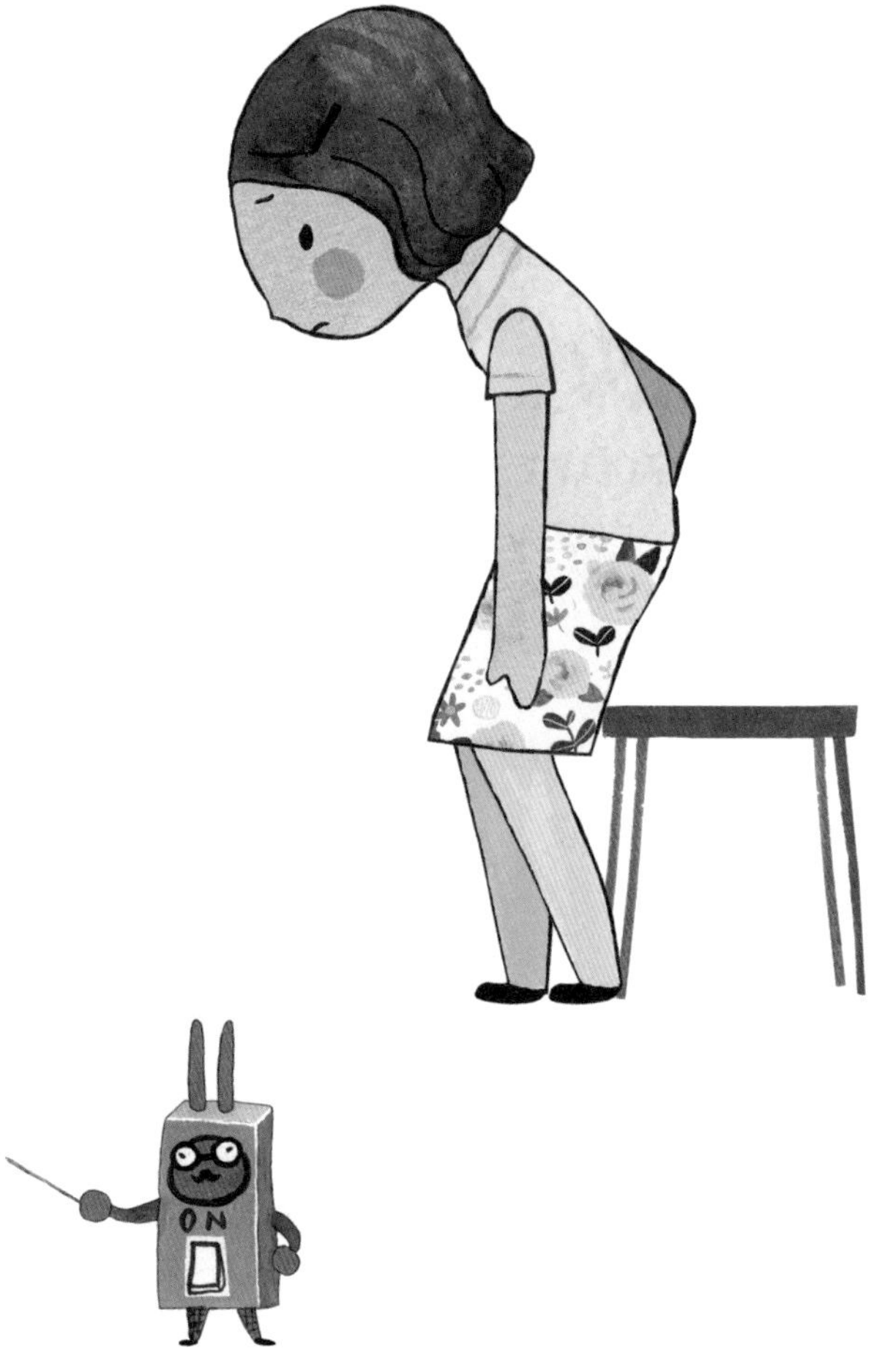


☞鼻を意識して、鼻スイッチをONにすると…

楽に真っすぐ立ち上がれます

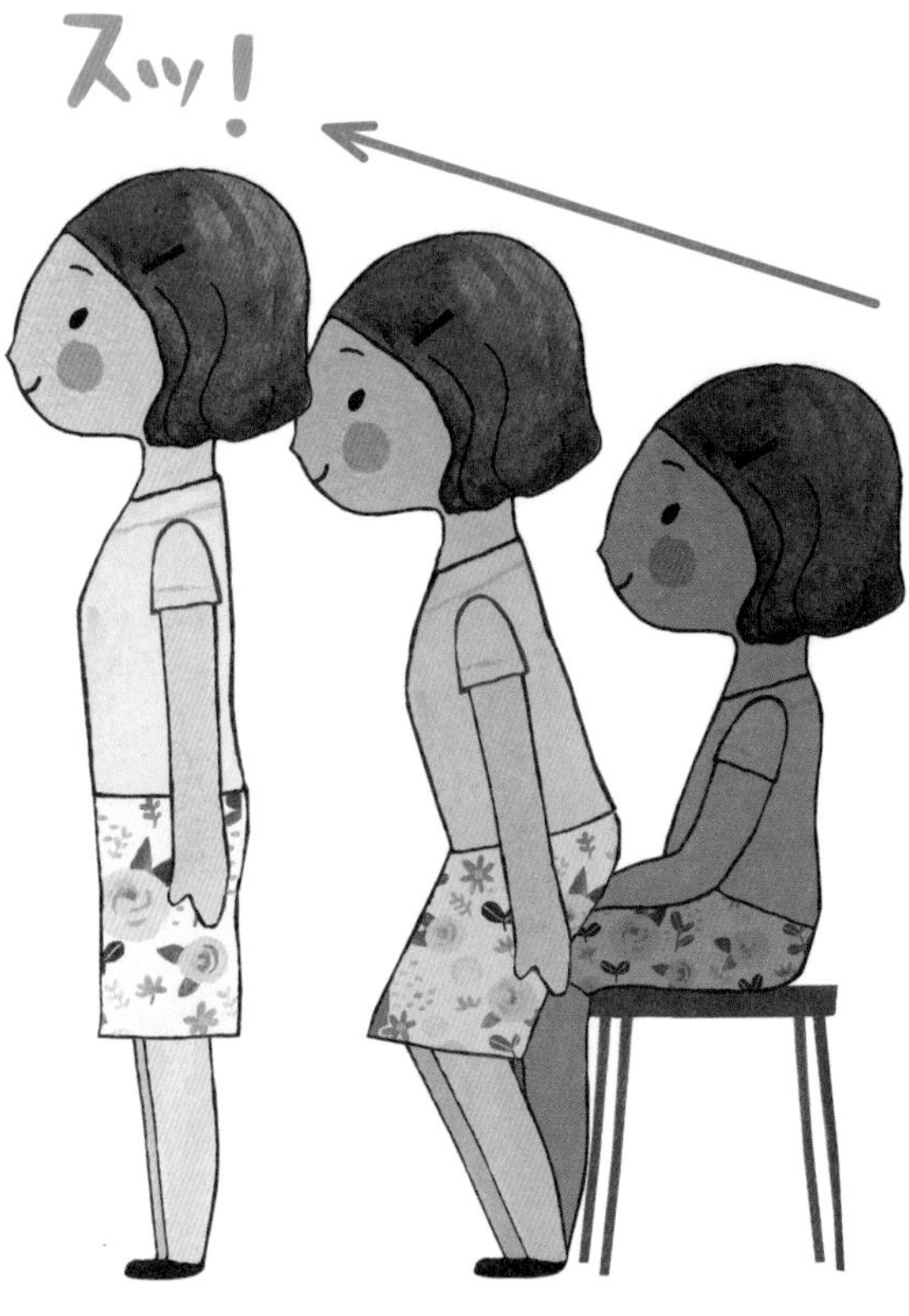


コツ１　鼻の頭を意識して普通に立ち上がる
コツ２　立ち上がり完了の位置に鼻を向けて立ち上がる

軸が利いているので自然にまっすぐ動きたくなります。重い物や子供を抱っこしたままでも腰に負担を掛けずに動けるので便利です。

# 鼻スイッチでなぜ健康になるのか

## ①体の軸の先端は頭のてっぺんではなく、鼻の頭である

**軸の誤解が体幹を緊張させ全身の機能を奪う**

第2章で述べたことを、もう少し掘り下げてしっかり理解しましょう。

あなたは普段、自分の体の軸を意識していますか？

良い姿勢を作る時、治療院やポージングの教室などだけでなく、一般にも「頭のてっぺんが上から吊られているように」という方法が知られていますが、これは正しくありません。

実際にやってみるとわかりますが、見た目は綺麗かもしれませんが、胸や腰に緊張が生じ、呼吸も浅くなるのがわかると思います。

そして、頭のてっぺんから吊られるようにした所から力を抜くと、見事にまた背中が丸くなります。

対して、P44で示した私の提唱する鼻スイッチを使った方法だと、見た目も綺麗ですし、最初からリラックスした状態で作る良い姿勢なので、余計な緊張もなく、呼吸

も深い状態が自然に維持されます。

そこからスッと動けば、自然に余計な緊張のない正しい使い方になることは想像に難くないと思います。

なぜ「鼻」が体軸の頂点なのかを、2つの構造的な証拠を提示してひもといていきましょう。

**⑴4足歩行の動物を思い出してみよう**

多くの方がこれだけでわかってしまったかもしれません。鼻が先端ですね。

**⑵頭の中にもう一つの骨盤がある——蝶形骨《ちょうけいこつ》の話**

一般的には体幹は胴体のことだとされていますが、第1章で**「本来は中心軸となる脊柱がある範囲を体幹と定義すべきだ」**と述べました。

脊柱の一番下は尾骨、一番上は鼻骨になります。

いったん尾骨と鼻骨は脇に置き、大きな役割を持っている部位はどこか？　というと、骨盤と蝶形骨だと言えます。

骨盤の正面図と側面図

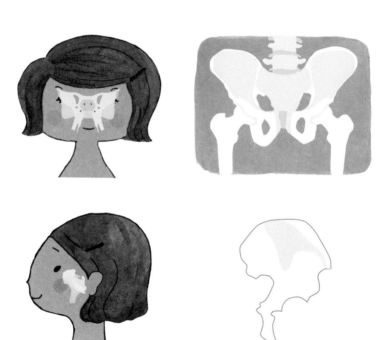

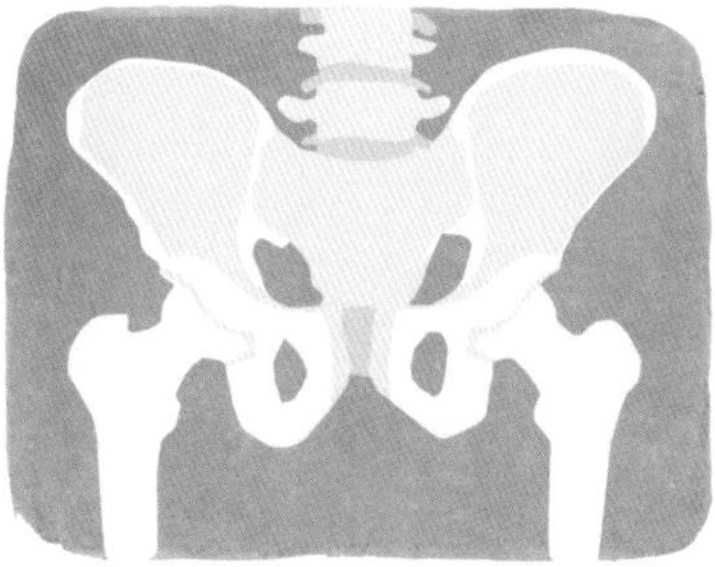

蝶形骨の正面図と側面図

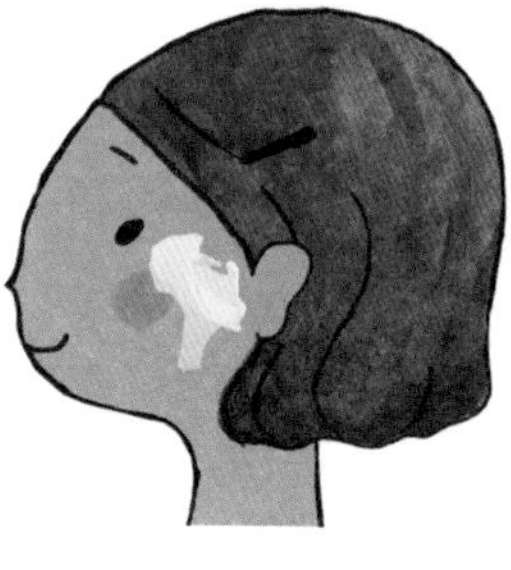

形が非常に似ていることがわかります。

前に少し触れた通り、骨盤の仙腸関節と頭蓋に関しては常に「動く、動かない論争」がついて回るのですが、私は議論すべき本質はそこではないのを知っているので「別にどっちでも良い派」です。

**骨盤は体幹を下で支え、リラックスした時に自然に正面を捉える。**

**蝶形骨は体幹を上で支え、リラックスした時に自然に正面を捉える。**

この役割さえ果たしていれば、仙腸関節や頭蓋の動く動かない論争などどうでも良いことだからです。

鼻は骨盤から続く脊柱ラインの先端になりますので蝶形骨を正しく使うことができるのです。

蝶形骨と骨盤はリンクして動きますので、**鼻スイッチを正しく扱うことができれば体幹全体が自動的に正しい動きになり、結果的に内臓を含めた全身の筋、筋膜の働きが正常化され、動きの悪さや不調などが消えていく**のです。

## ② 運動能力の高い生き物は鼻から動く

我が家は、ネコ10匹以上と共に生活しています。

ネコ科と言えば、狩猟能力の高い動物の代表格です。狩猟能力の高い動物は、獲物に対して鼻でロックオンして飛び出していきます。

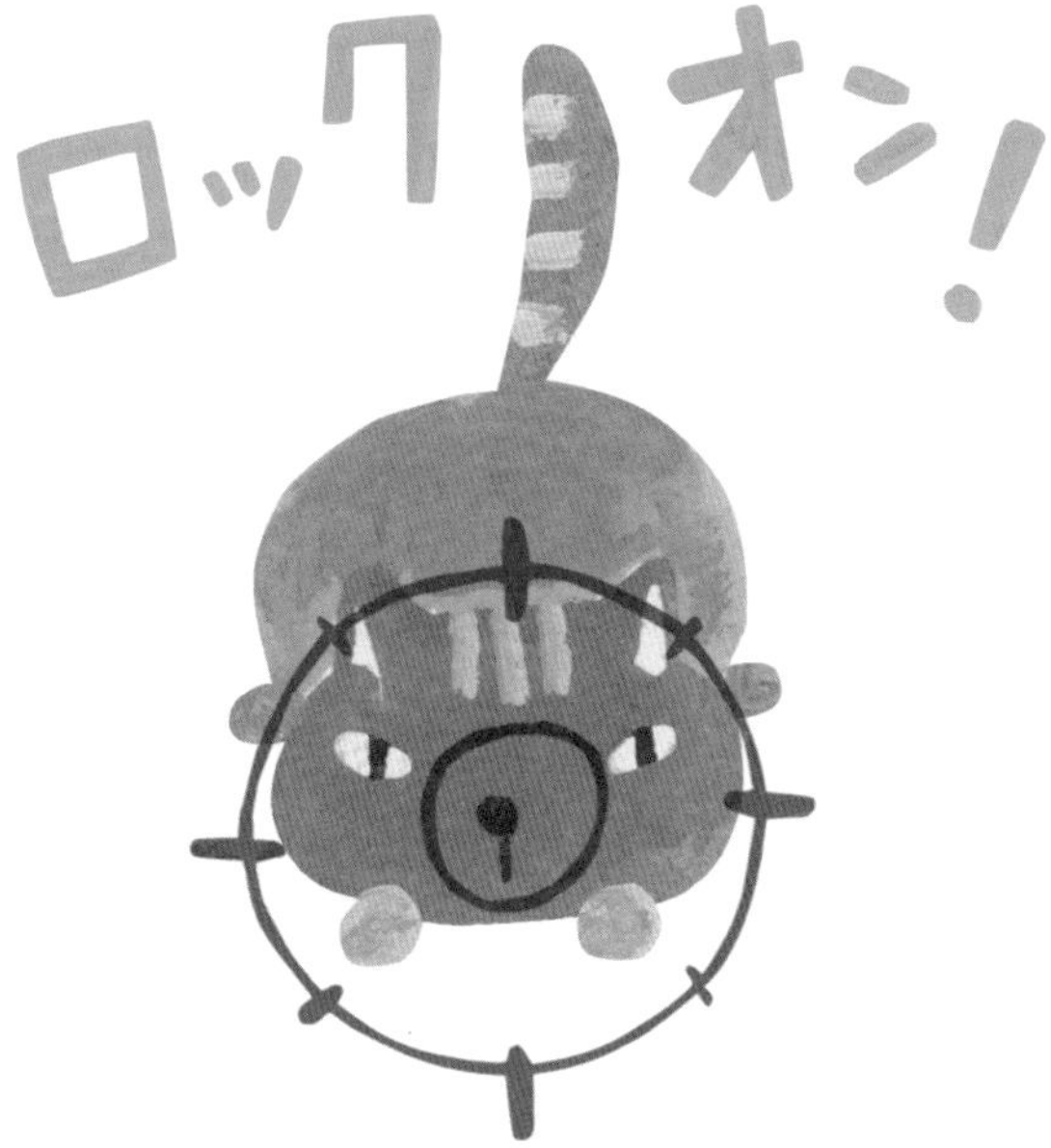


人間もこの動作を利用することで、体の動きを驚くほど軽快にすることができます。

軽快に動けるということは、筋肉が正しく使えている証拠ですので、痛みなどの違和感は本来はない状態です。

楽に動ける理由は①で説明しましたので、ここではスポーツなどに応用して良好な結果が得られた例をいくつかご紹介します。

**(1)守備が苦手だった野球少年が鼻スイッチ一つで上手になった例**

野球チームのコーチの方に「守備全般、特にフライのキャッチが苦手なのでどうにかしてやってほしい」と託されました。

野球少年らしい礼儀正しさと大きな声での返事も良いのですが、自信のなさが顔に出ていました。

本人に詳しく話を聞くと、ボールの落下地点などは打った瞬間の速度や角度などでわかるが、走り出しが1テンポ遅くギリギリでボールに追いつけないとのことでした。

私が指導したのは**「ボールはピッチャーが持っている時から常に鼻で追え」**です。

そして、**打ったボールが上がると同時に体が鼻に釣られるように動く**反応の練習を何度か繰り返し、体が瞬間的に動き出す事を体感し、少し笑顔が出たのを確認して終了しました。（鼻スイッチで楽に寝返りを打つ〈P107〜〉のと同じ原理です）

数日後に、コーチが来院した時にその後の結果を聞くと、「あいつ、明るくなったし守備だけじゃなく急に野球全部がうまくなった！」と驚いていました。フライのキャッチに関しては、落下地点に早く到達し、余裕をもってボールをキャッチするようになったとのことです。

## (2)鼻魚雷で伸び悩みを克服し、ベストタイムを一気に2秒縮めた水泳少年

お母さんからご相談を受け、指導をしました。

普段の泳ぎに近い体の動きを見せてもらったところ、どのように水を効率的に掻くのかなど、フォームを大事にしながら（言い換えればフォームに縛られて）「自分の泳ぎ」に一所懸命になりすぎ、ゴール設定ができていない様子でした。

**ゴール（折り返し点）を鼻でロックオンし、鼻の頭がゴールから物凄い速さで引っ張られて魚雷のように高速で進んでいくのに合わせて手足を動かす**と、ゴールに早く到達するための動きになる、という指導をし（鼻スイッチで楽に立ち上がる〈P109〜〉のと同じ原理です）、そのイメージを具体化できるように「鼻が引っ張られてドンドン先に行くと、追いつこうとして歩きが勝手に速くなる」という感覚をつかむ練習を数回繰り返して終了しました。

実際に泳ぎに応用できるまでは数日かかったようでしたが、鼻魚雷のコツが掴めた途端にタイムが一気に2秒縮まり、伸び悩みも克服できた様ですし、ついでに走るのも早くなったと喜ばれました。

# 鼻スイッチの強化法

ポンと意識するだけで脳が身体を最適な形で自動操縦してしまう、そんな便利な鼻スイッチですが、より上手に使いこなすためにやっておくと良いことをご紹介します。

## ①鼻腔を拡げる

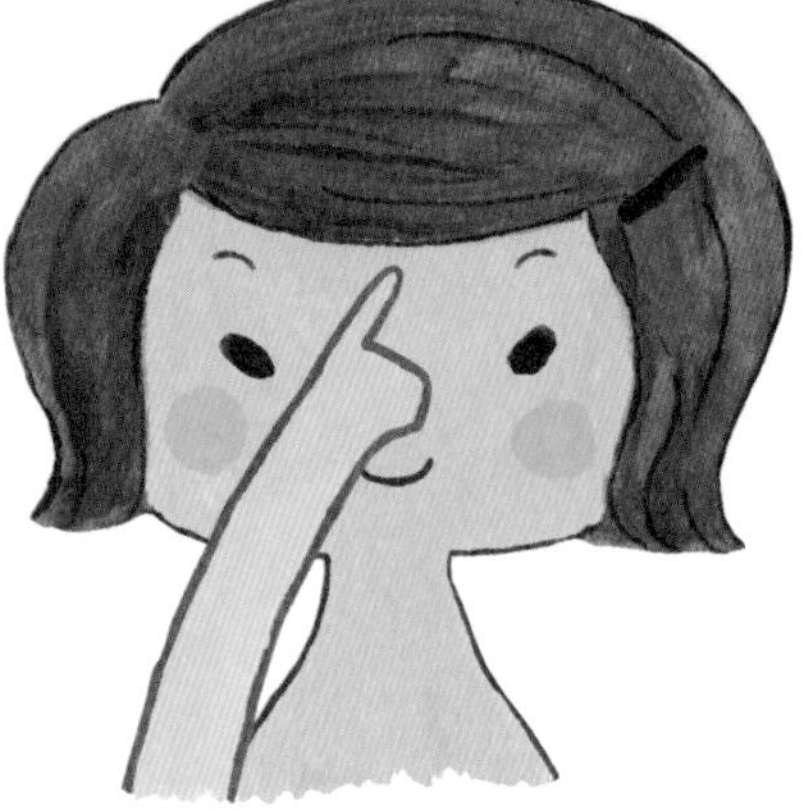

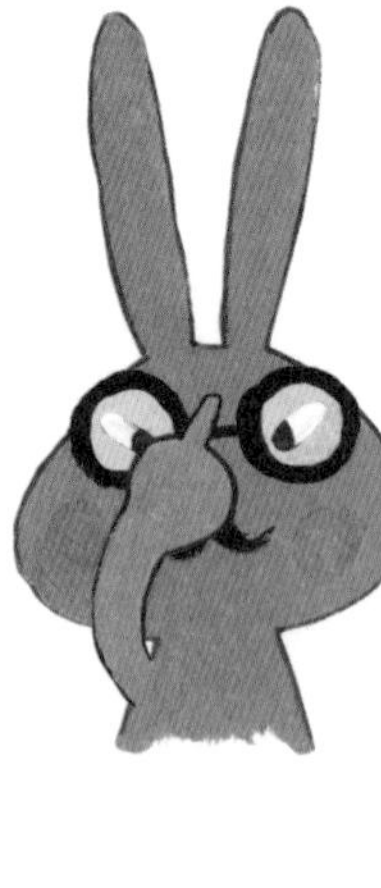

そっと目を閉じて、鼻で呼吸をしながら眉毛の間、もしくはその1センチ上の範囲を指先で軽く上に引き上げます。触る強さはタッチパネルにそっと触れるくらいです。鼻の奥が拡がり、通りが良くなる感覚を味わってください。

だいたい10秒前後で、拡げられている感じがなくなってきたら終わりです。敏感な人なら喉や食道や胃が楽になる感じや、体の中心軸が通る感じ、もっと感覚が良い人であれば土踏まずや足の先まで自由になる感覚を味わえます。

## ② こめかみの緊張の解放

鼻腔や喉が拡がったら、目を閉じたまま**鼻にとって一番快適な位置に鼻を置き**、気持ちよく鼻呼吸をしながら、中指の腹でそっと両方のこめかみに触れます。

こめかみは、蝶形骨（P112～参照）の大きい翼の先端にあたります。

触れる強さは「皮膚に触れるか触れないか程度（フェザータッチ）」が基本です。絶対に強く押し込むようなやり方はしないでください。

こめかみに触れながら指先に意識を集中していると、次第にこめかみの浮腫み感や緊張が緩んでいくのがわかるようになります。

肩や胸、胴体や太ももの外側の緊張が取れるので、体の中心軸が活きやすくなります。

また、目が疲れがちな人は、蝶形骨や頭蓋骨全体がレーダーのようにパーッと全方位を捉えている感覚を味わうとスッキリできます。

## ③鼻レーダー自動追尾訓練

この練習は「鼻を意識すると自動的に○○をするための動きが起こる」という感覚を養うのに非常に効果があります。

顔の前に出した指を鼻の正面で捉えます。

最初はゆっくりと上下左右に指を動かし、鼻でピッタリと追う練習をします。

時折、意地悪をして動きを変えたりしても常に指を鼻の正面で捉えられるようになったら少しずつ速度を上げていきます。

「鼻で追う」を忘れないでください。

目で追うと身体はあまり動きませんが、鼻で追うと身体が自動的に付いて来ることも併せて感じ取ってください。

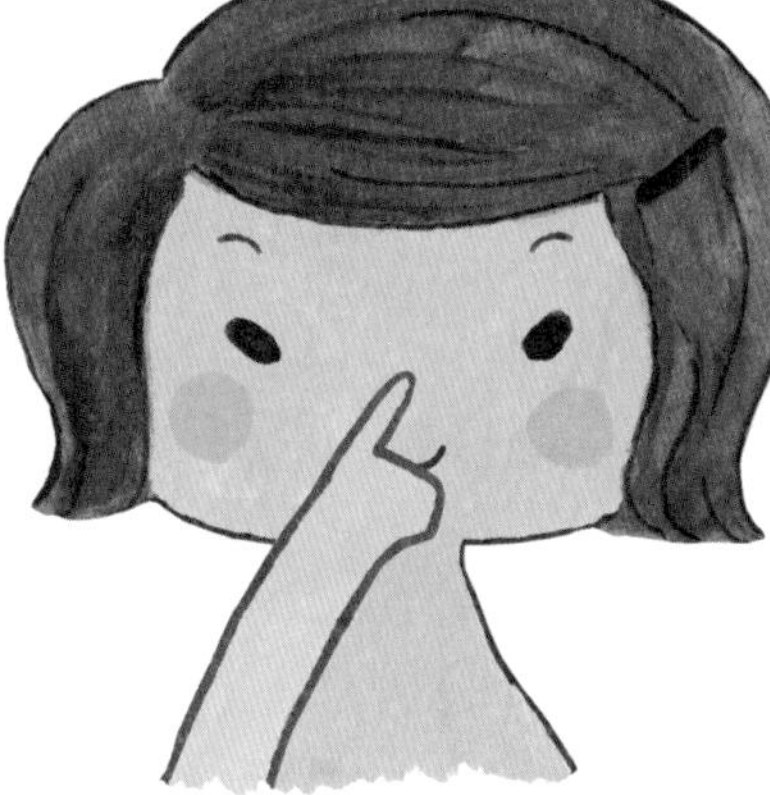

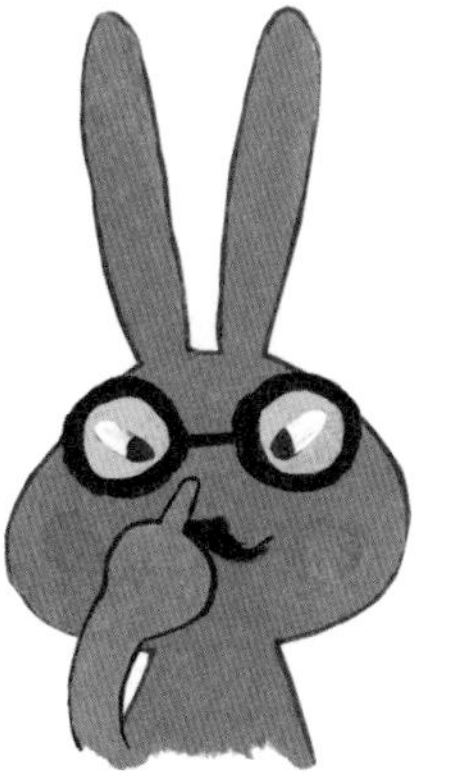

自分の指に慣れたら、今度は空を飛ぶ鳥や飛行機などを鼻が自動追尾しながら、先端から出るビームや機関銃で脳内で効果音をつけながら撃ち落とすイメージで遊ぶのも有効です。

軍艦に載っている装備で「ＣＩＷＳ（Close-in Weapon System）」というものがあります。動画を検索して観てみるとイメージが湧きやすいと思います。

小学生男子にでもなったつもりで本気で遊んでしまうのが感覚を得やすくなるコツです。

「魔法のスイッチ」の開発はここから始まった

# 僧《そう》帽《ぼう》筋《きん》スイッチ

**全身の機能が瞬時にアップする**

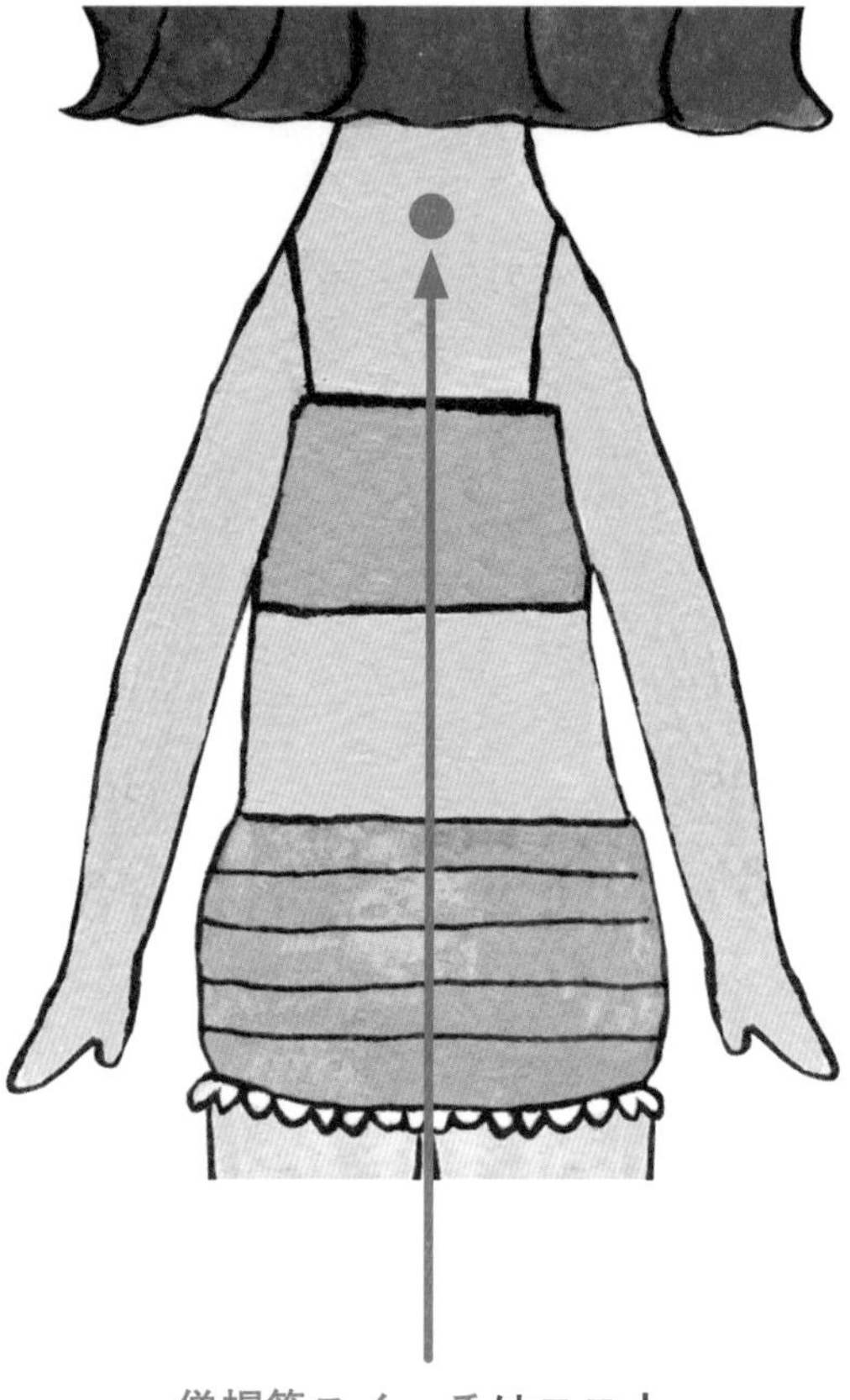

**僧帽筋スイッチはココ！**

首を前に倒した時にポコッと出るポイントです。

頸椎《けいつい》と胸椎《きょうつい》の境目です。

## 僧帽筋スイッチの効果

・体幹上部のバランスと安定感向上による、全身の負担軽減と機能回復
・肩こりや腰痛などの慢性的な不調を起こさない体作り
・上肢（腕や手）の本来のパワーの回復と動きの向上
・呼吸の改善と、それに伴う、脳や全身の酸欠解消と自然治癒力の向上
・ＩＱ向上による健康脳の構築と全身の能力アップ

## 僧帽筋スイッチはこんな時に使おう

・鼻スイッチの代わりとして
・胸や腕の緊張を取りたい時
・腕や背中のパワーが欲しい時

## 自分の呼吸を感じてみてください

呼吸を意識するだけでも
3〜4回目あたりから
少し呼吸が深くなりますが…
※呼吸は鼻で行います

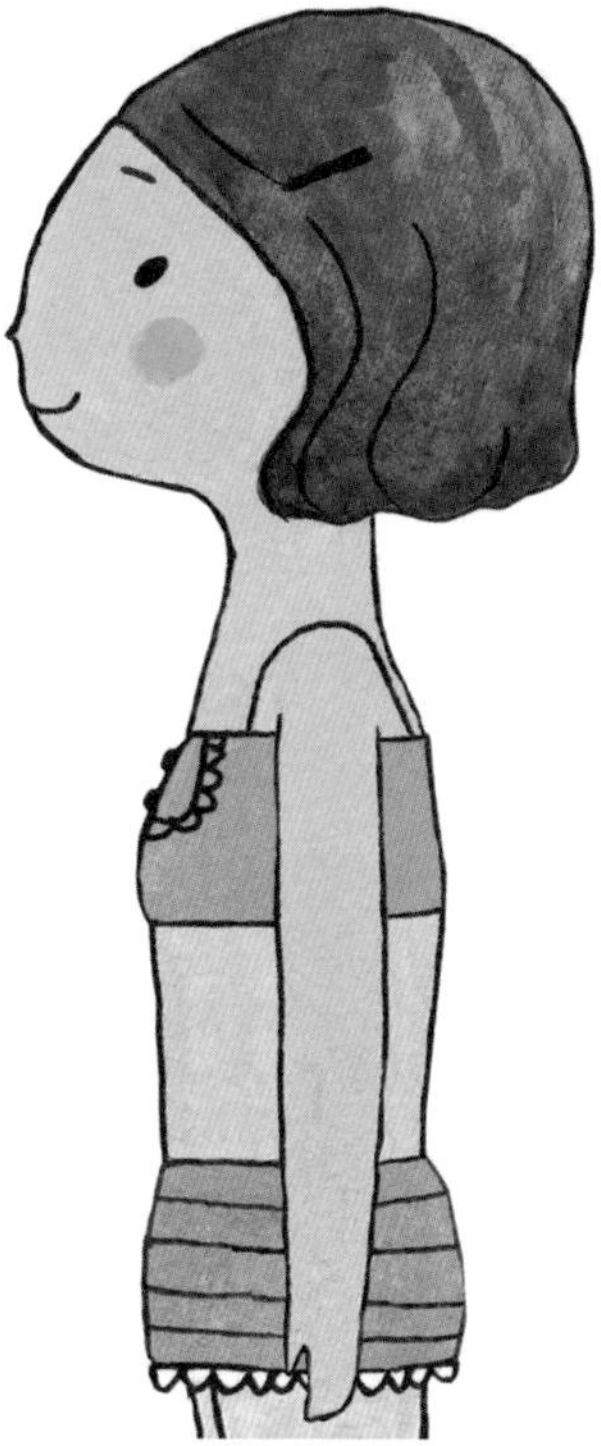

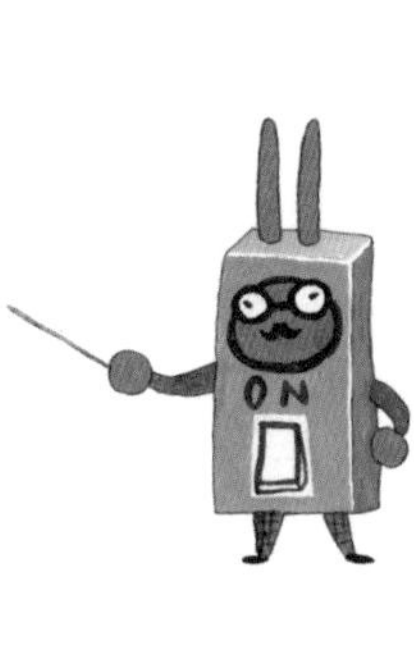


☞僧帽筋スイッチをONにすると…

肺が本来の働きを取り戻して
自然に呼吸が深くなります

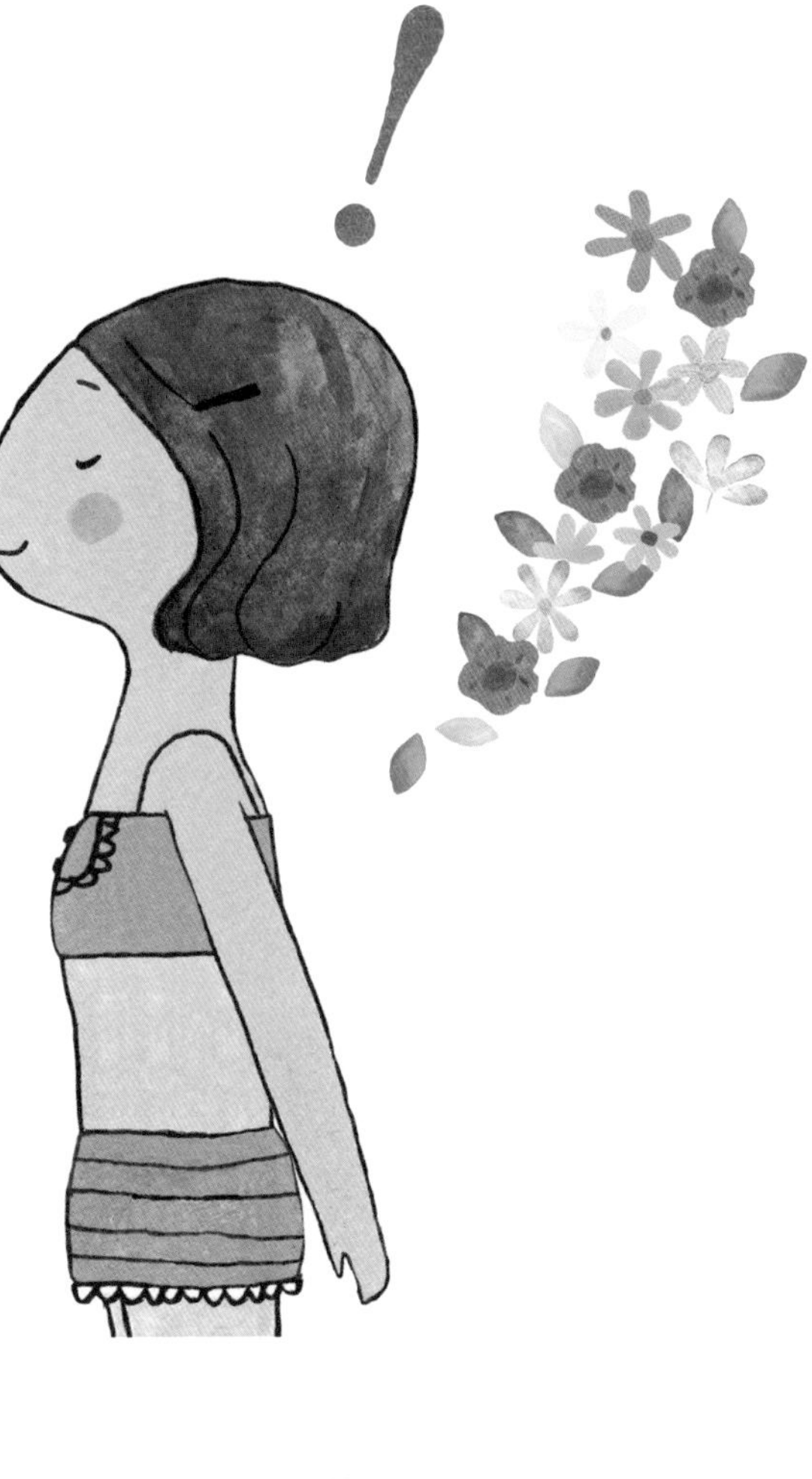

詳しくはP128～

普通に「グーパー」してみましょう

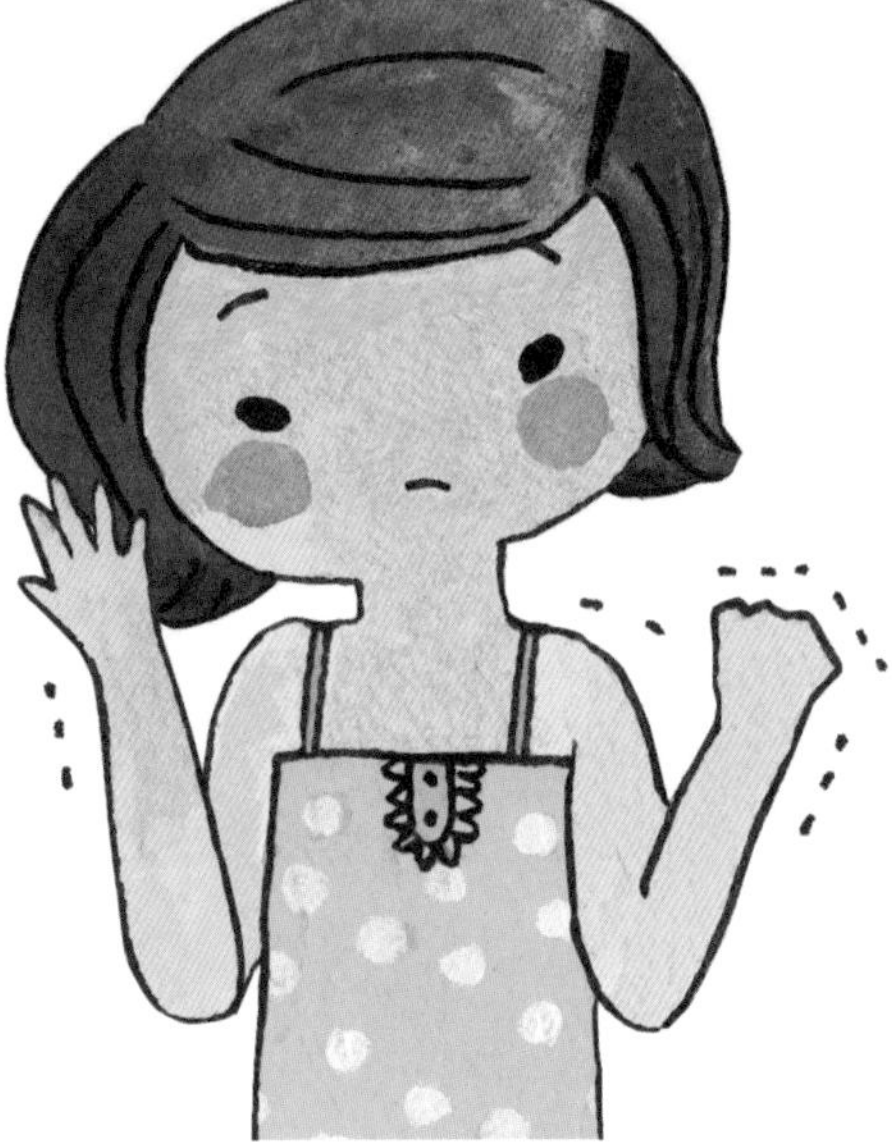

☞僧帽筋スイッチをONにすると…

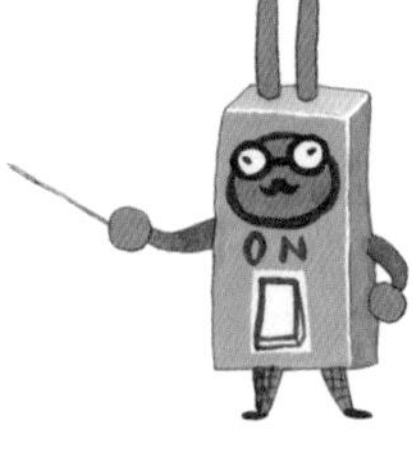

**腕の緊張がなくなり、軽い力でしっかりと**
**動かすことができます**

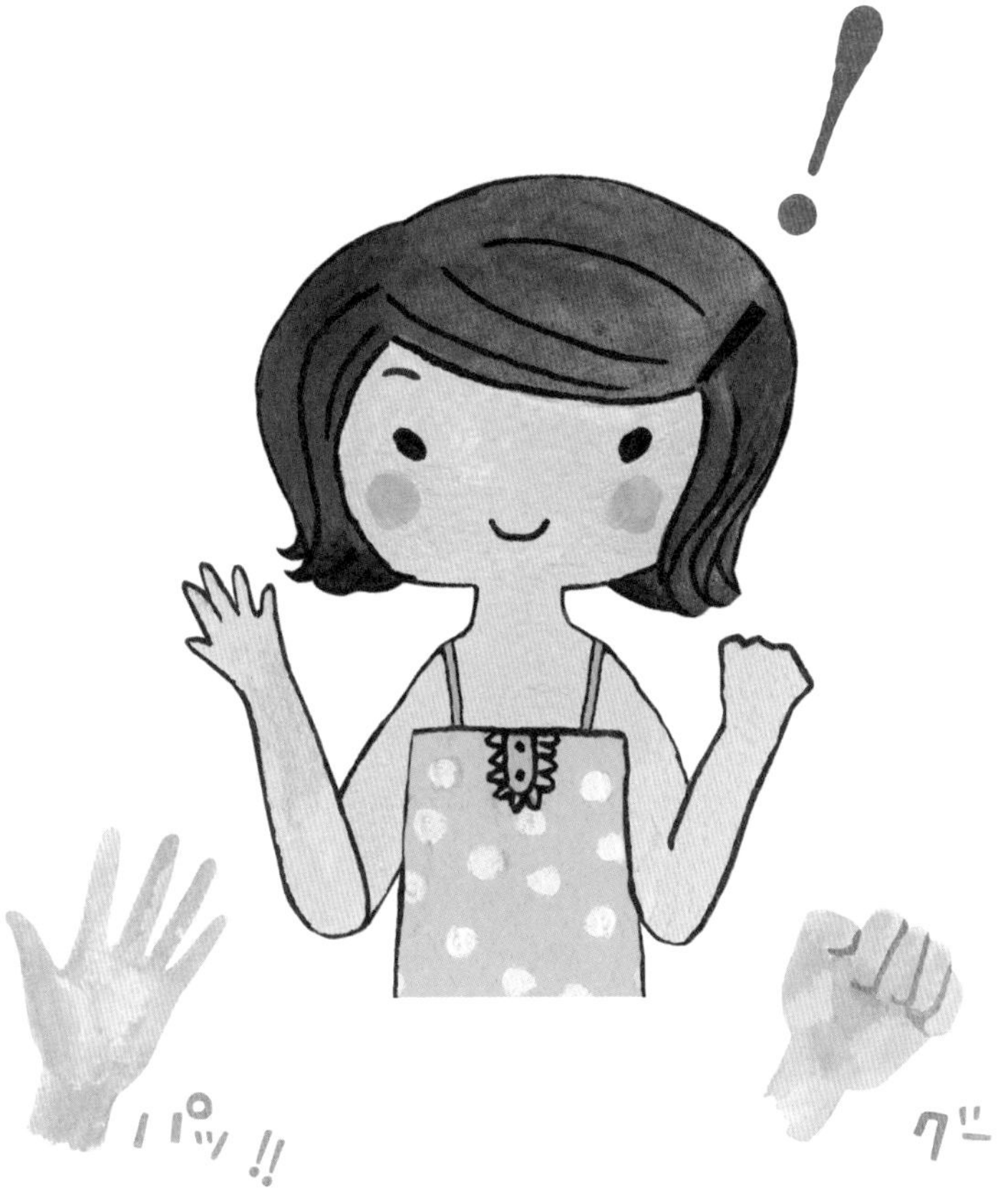


慣れてきたらもっと軽く動かしてください。
詳しくはP128～

# 僧帽筋スイッチでなぜ健康になるのか

## 「魔法のスイッチ」の歴史

この僧帽筋スイッチは、「魔法のスイッチ」開発当初は「マスタースイッチ」と呼んでいました。

ある高齢の男性が椅子からの立ち上がりが困難だというので、なんとなく思い付きで首と背中の境目に触れながら立ってみてもらったところ、スッと立ち上がってしまいました。そこで来院した方全員に試したところ、見事に全員に変化があったのです。その後も、腰痛や手足のしびれなど、さまざまな症状を訴える方にここを触ってから施術をすると、これまでよりも圧倒的に速く、かつ順調に改善に向かうことがわかりました。これらの経験を受けて、本腰を入れてそのメカニズムの解明をしていく中で、他の3つのスイッチを発見し、いつの間にか鼻スイッチがメインになり、現在に至っています。

これから解説していく3つのスイッチは、それぞれが全体に良い影響を及ぼすものですが、開発者としては「鼻」をメインとして全体を捉えて、足りないところを他の3つで補う、という流れの方が結果的に一番使いやすく、お勧めしています。

# 僧帽筋スイッチの解剖学

## ①筋肉で読み解く

僧帽筋は、肋骨で囲まれた部分（胸郭）と首を後ろでしっかりとカバーするように存在しています。いわゆるインナーマッスルを束ねてくれています。

僧帽筋の働き方は非常に複雑になっていて、その複雑さがうまく噛み合って多くの動作ができるようになっています。

また、反対の動き（一方が伸びる時にもう一方が縮み、一方が縮む時にもう一方が伸びる）で互いに助け合う筋肉（拮抗筋《きっこうきん》）である広背筋《こうはいきん》と、広背筋の拮抗筋である三角筋《さんかくきん》というつながりで、上半身にある大きくて強い筋肉の働きに深く関わっています。

文章ではわかりにくいと思いますので、実際に体を使ってつながりを感じ取ってみましょう。

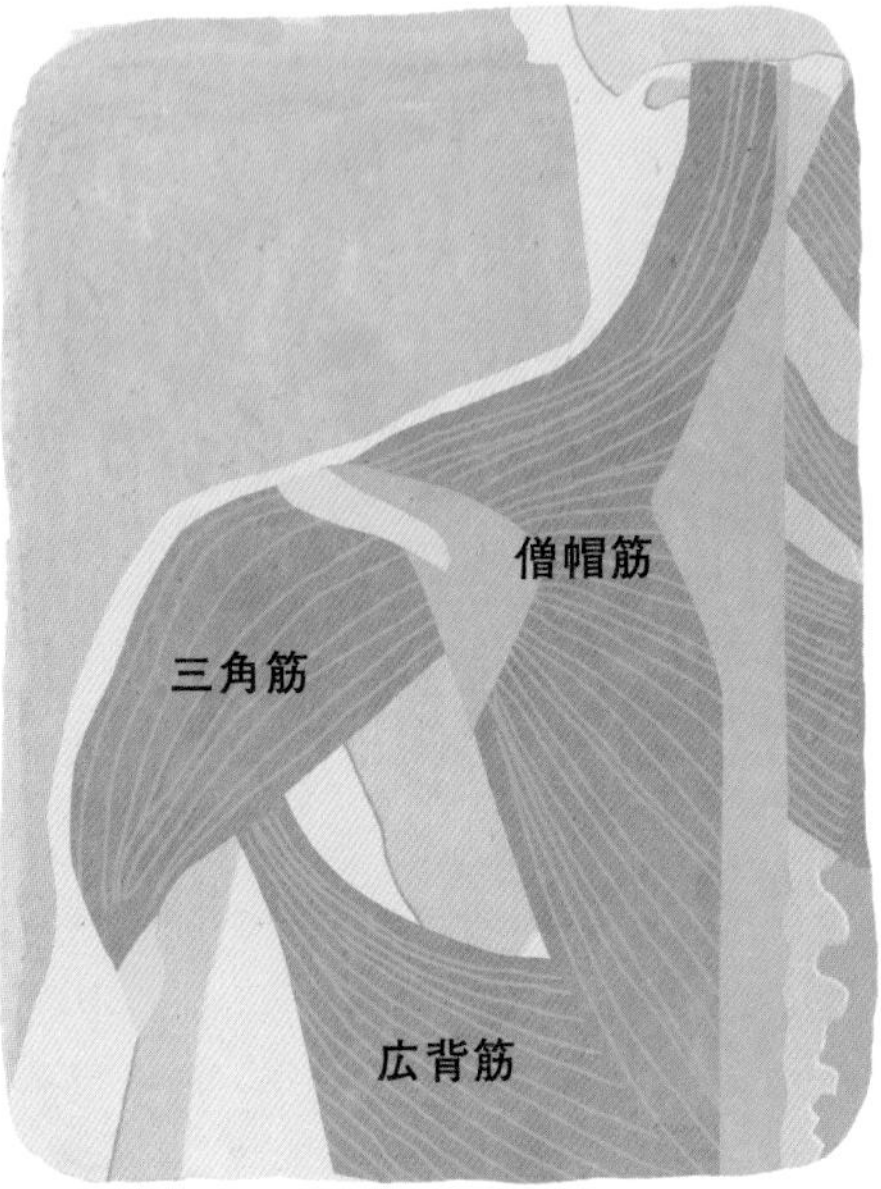


①まずは鼻スイッチで良い姿勢を作ります。この時に僧帽筋が背骨側にスッと集まって来るのを感じてください。

②そのまま僧帽筋を背骨に向けて引き寄せていくと、腕が外側に開こうとします。これが僧帽筋の縮みに対応した広背筋の伸びの動きです。

③引き続き僧帽筋の縮みと広背筋の伸びを続けてください。腕が横から上へ挙がろうとします。これが広背筋の伸びに対応した三角筋の縮みです。

この時に呼吸を試してください。鼻呼吸がしやすく、口呼吸がしづらいと思います。

三角筋は、上半身にある筋肉の中で体積が一番大きいとされています。僧帽筋と広背筋も体積の大きさでは上位に入ります。

体積の大きさは、実際の筋肉の強さとほぼ比例します。つまり、僧帽筋スイッチは上半身の強い筋肉の働きを一気に花開かせることができる、ということです。

広背筋はP143～で説明します。その時にまたこのページを振り返ってください。

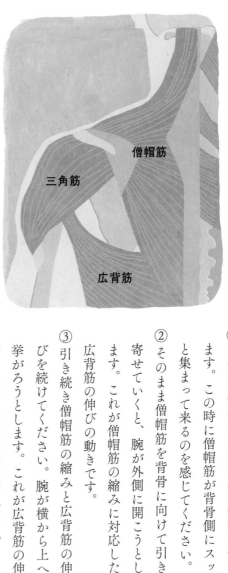

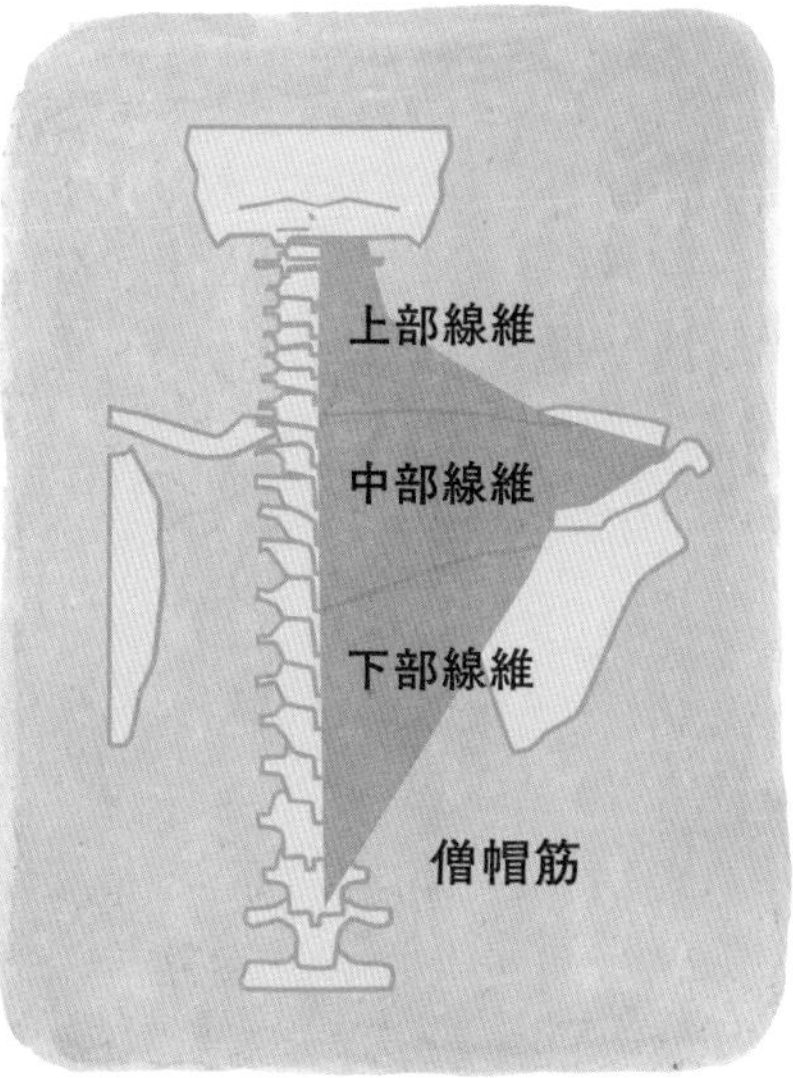


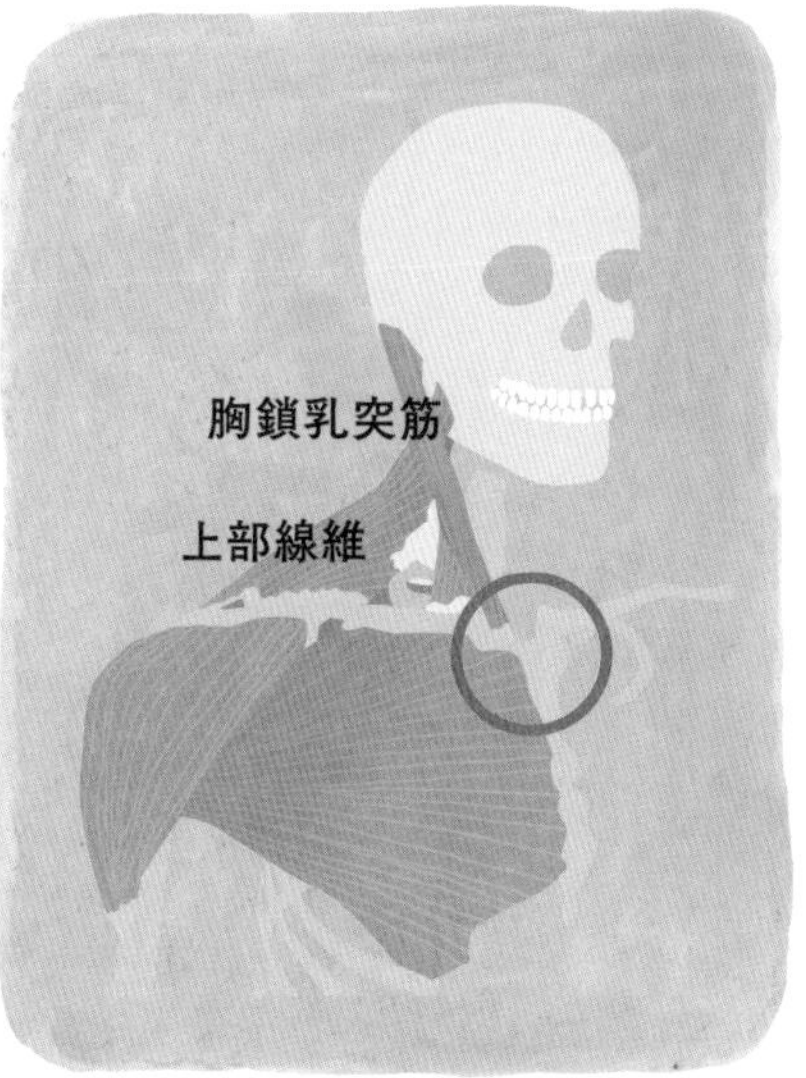


## ② 鎖骨と呼吸の関わり

鎖骨には大胸筋《だいきょうきん》や、先ほど登場した僧帽筋と三角筋、後頭部と胸を繋ぐ胸鎖乳突筋《きょうさにゅうとつきん》など、上半身の働きにとって重要な筋肉が多く付着しています。

上図の赤丸の部分を「胸鎖関節《きょうさかんせつ》」といいます。

この胸鎖関節は、働きの上では腕の付け根と言えます。

胸鎖関節が固まった状態になっていると、これらの筋肉が脳や腕に向かう大きな血管を圧迫して、脳の酸欠や腕や顔のしびれなどを引き起こすことがあります。

このような症状は、実は呼吸の浅さによって引き起こされます。

左の図をご覧ください。

肺の上部は通常でも鎖骨より上まであり、大きく膨らんだ時は黄色い線の辺りまで拡がります。肺は思っている以上に大きいのです。

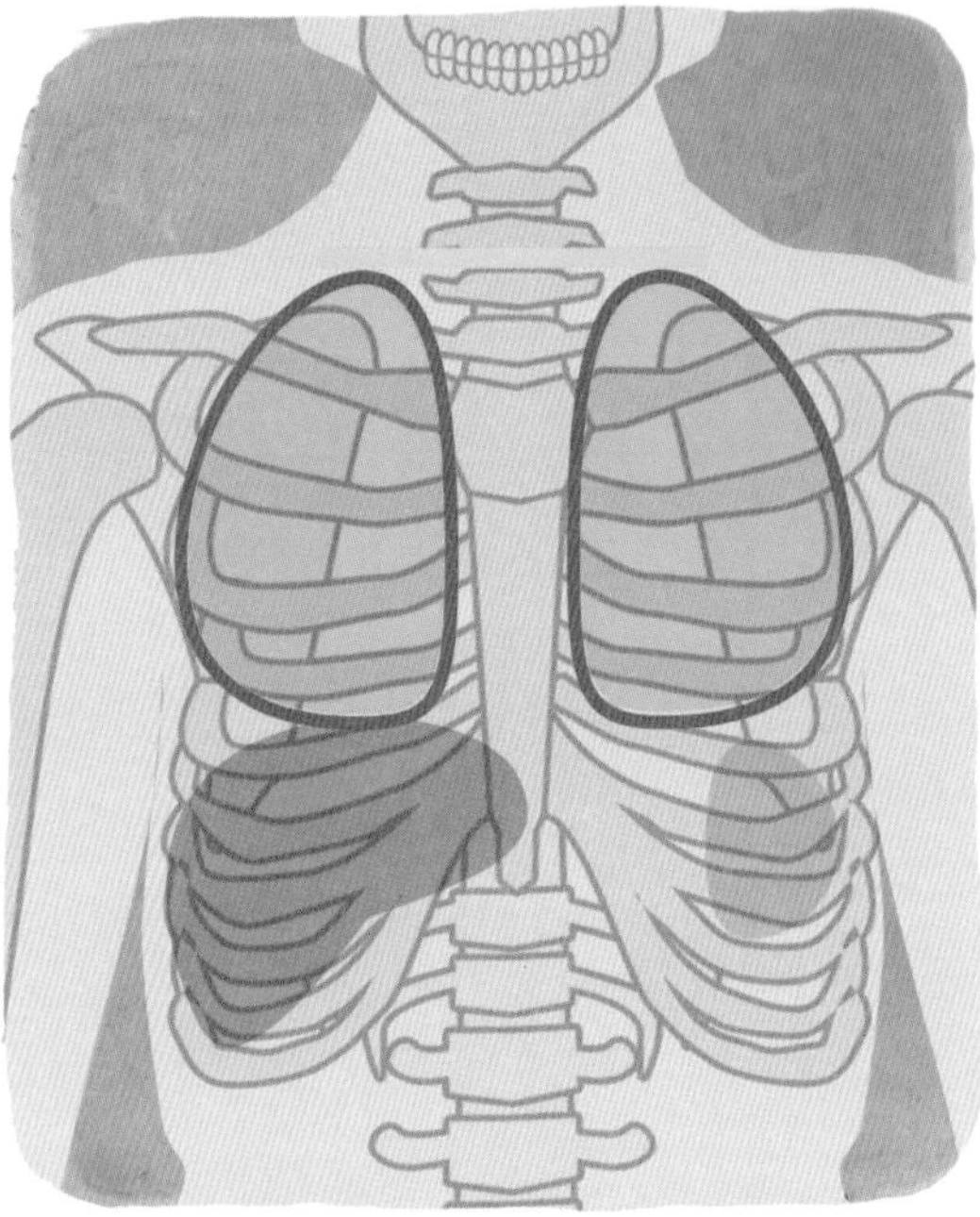

呼吸に関しては、横隔膜スイッチの所で詳しく触れますが、ここでも一つ実験をしましょう。

前のページの胸鎖関節に軽く触れながら**口呼吸**をしてみましょう。

ほぼ全くと言って良いほど、動きを感じることはできません。

次に、横隔膜スイッチをONにしてゆったり大きく**鼻呼吸**をしましょう。

充分に大きな呼吸になったら、そのまま今度は**僧帽筋スイッチをONにして**呼吸を続けてください。

胸鎖関節に触れてみましょう。深い呼吸に連動して、小さな動きを感じることができます。

動きがあるということは、鎖骨につながっている筋肉たちも正常な働きに戻ってきていることを意味しています。

僧帽筋スイッチの解剖学①でお伝えした大きな筋肉の連動と合わせて、上半身の安定感やしなやかさ、力強さなどが目覚めるのです。

もっと詳しい説明も可能ですが、本書ではスイッチで体が変わることを実感して日常に活かすことを最優先としますので、要点だけお伝えして小難しい話はこのくらいにしておきます。

# 僧帽筋スイッチの強化法

基本的に魔法のスイッチは**「触ったあとは普通に体を使う」を毎日繰り返す**だけで十分です。しかし、実際にはこれまでの身体の使い方の癖が気付かない形で残ることもあります。

僧帽筋スイッチの精度を上げ、より上手に潜在能力を引き出して身体の働きを高める動機付けがこの「強化法」です。

僧帽筋スイッチは、魔法のスイッチの歴史でもお話した通り、当初は「マスタースイッチ」と呼び、メインで扱っていたものです。

**第1章　日常生活を快適にする「魔法のスイッチ」で示した内容を、鼻スイッチに代わりこの僧帽筋スイッチでやっていただく**ことが、僧帽筋スイッチ強化法になります。

中には、あなたにとって鼻スイッチよりも僧帽筋スイッチの方が扱いやすいものもあるかも知れません。

魔法のスイッチは「使ったもの勝ち」です。ぜひどんどん活用してください。

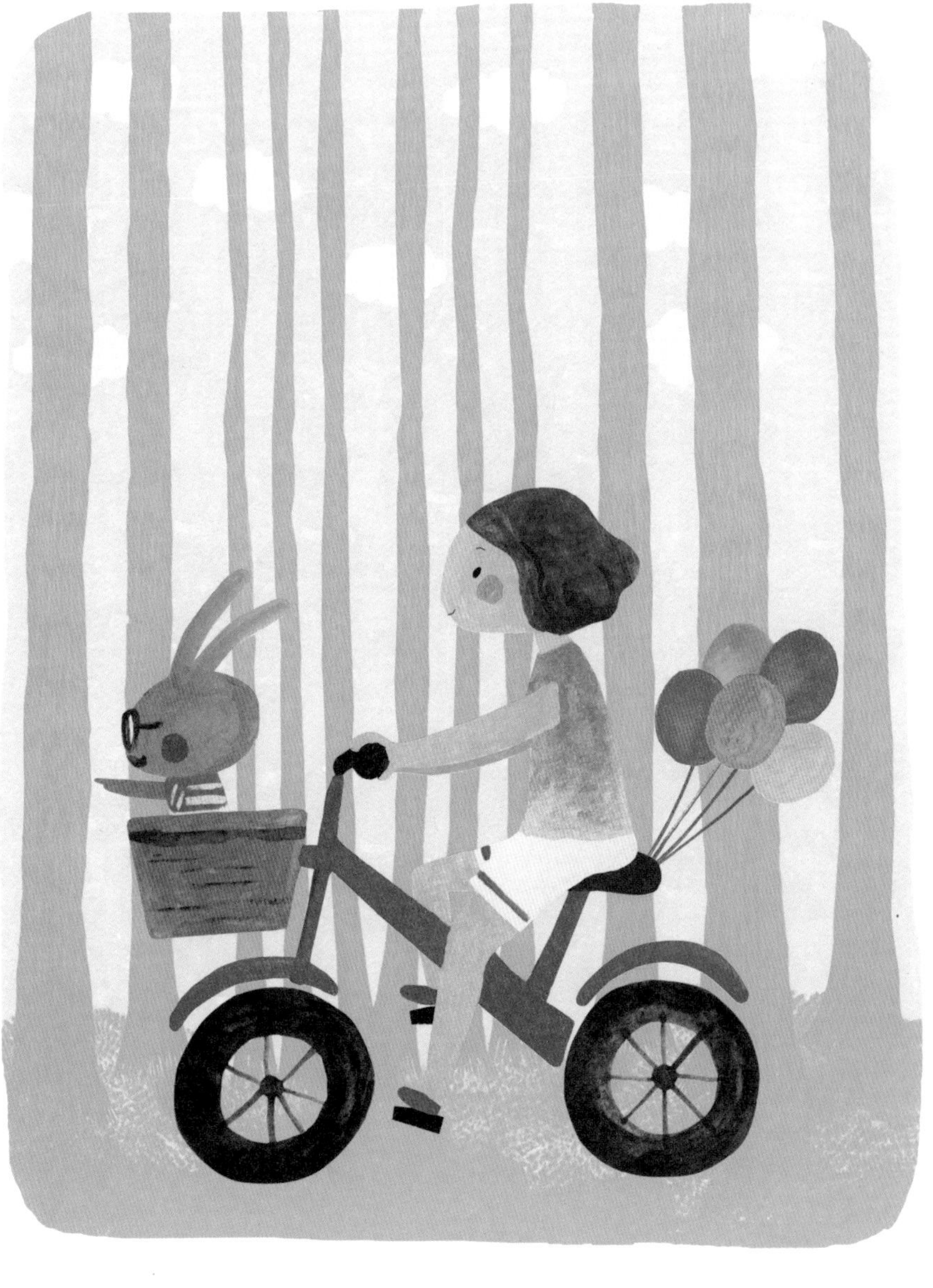

体幹の要、人生が変わる

# 横《おう》隔《かく》膜《まく》スイッチ

**これだけでさまざまな不調を克服する人が続出！メンタルの強化にも！**

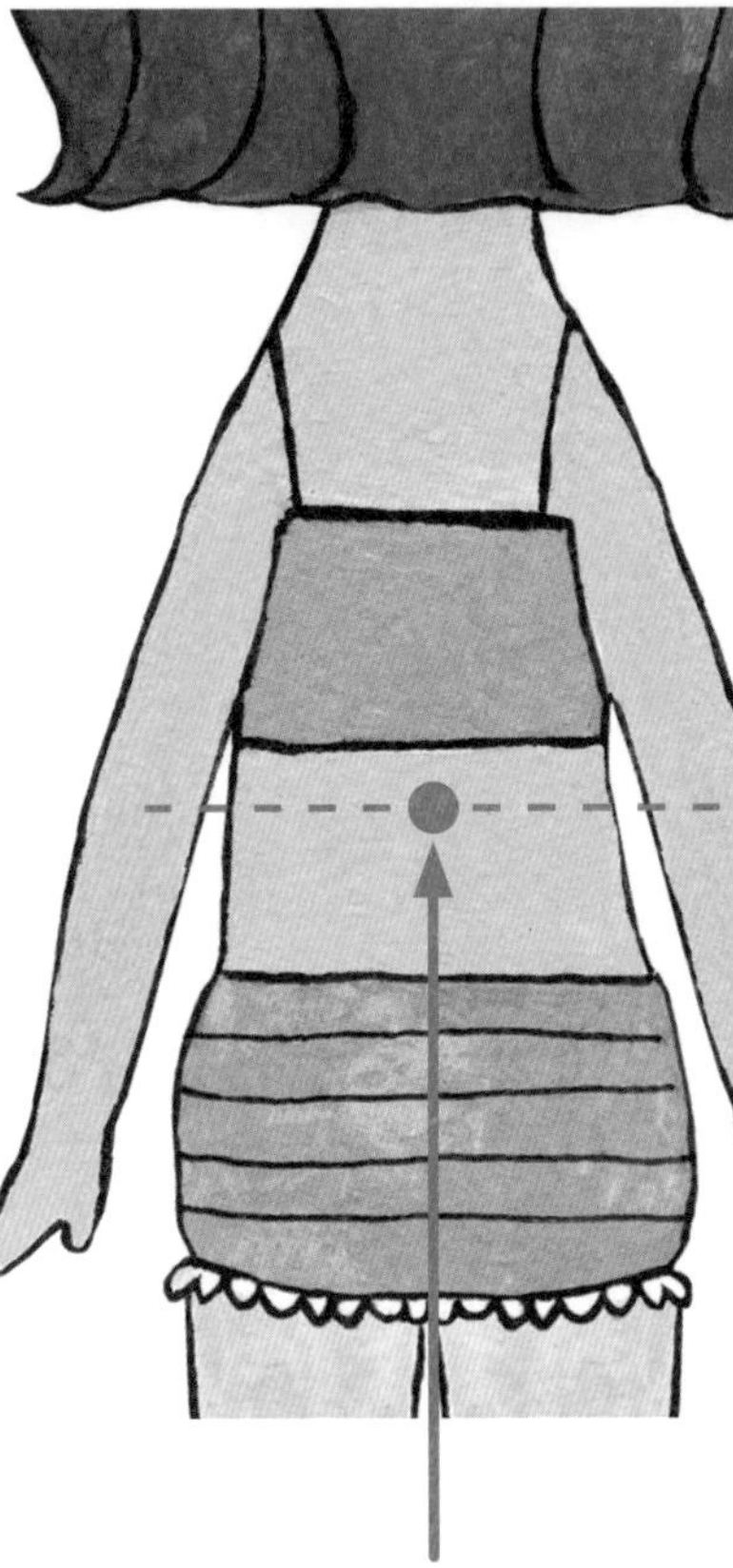

**横隔膜スイッチはココ！**

左右の肘を結んだラインの中央。
軽く押し込むと上半身が伸びたくなるポイントです。

## 自分の呼吸を感じてみてください

呼吸を意識するだけでも
3〜4回目あたりから
少し呼吸が深くなりますが…
※呼吸は鼻で行います

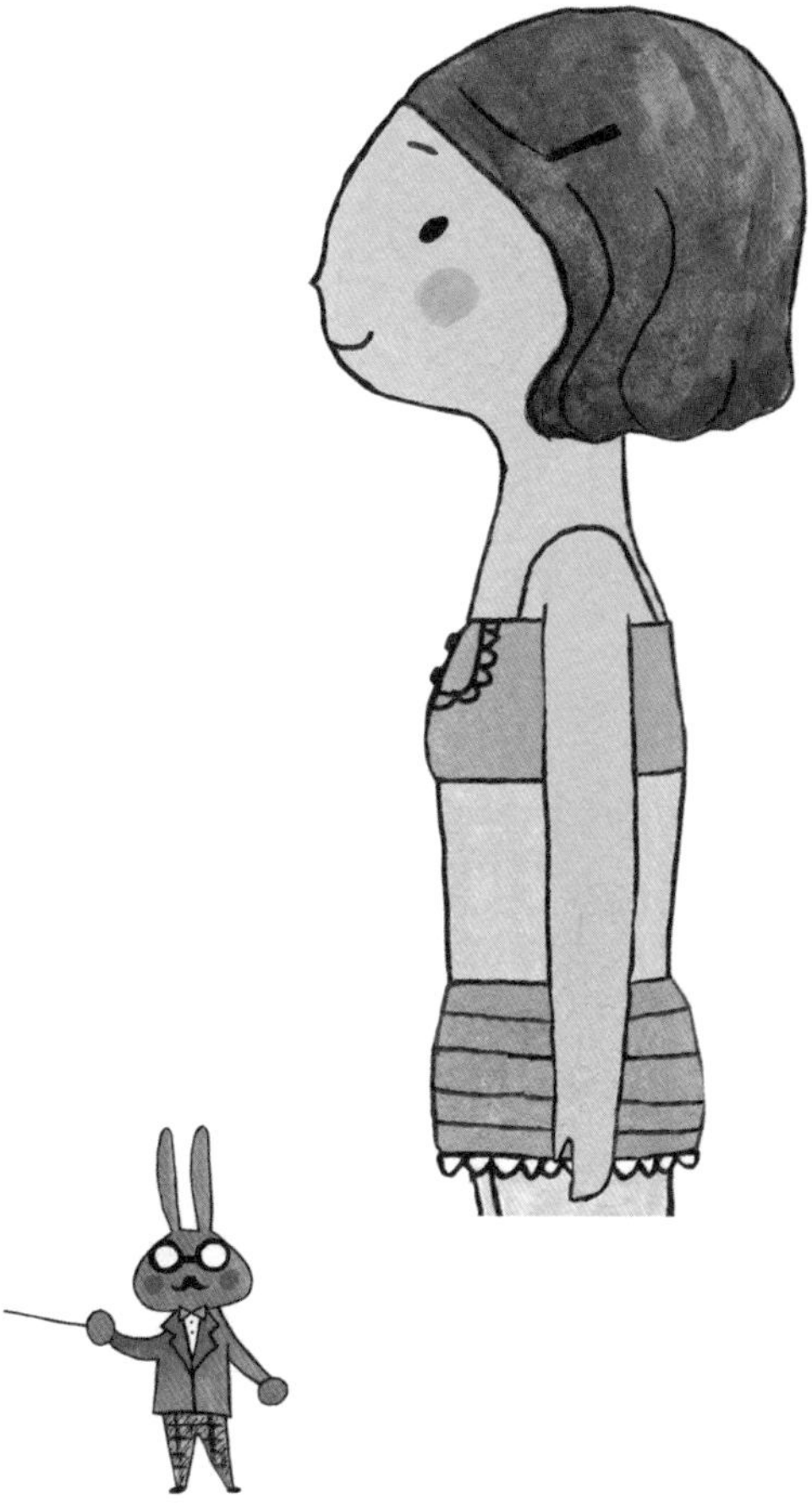

☜ 横隔膜スイッチをONにすると…

肺が本来の働きを取り戻して
自然に呼吸が深くなります

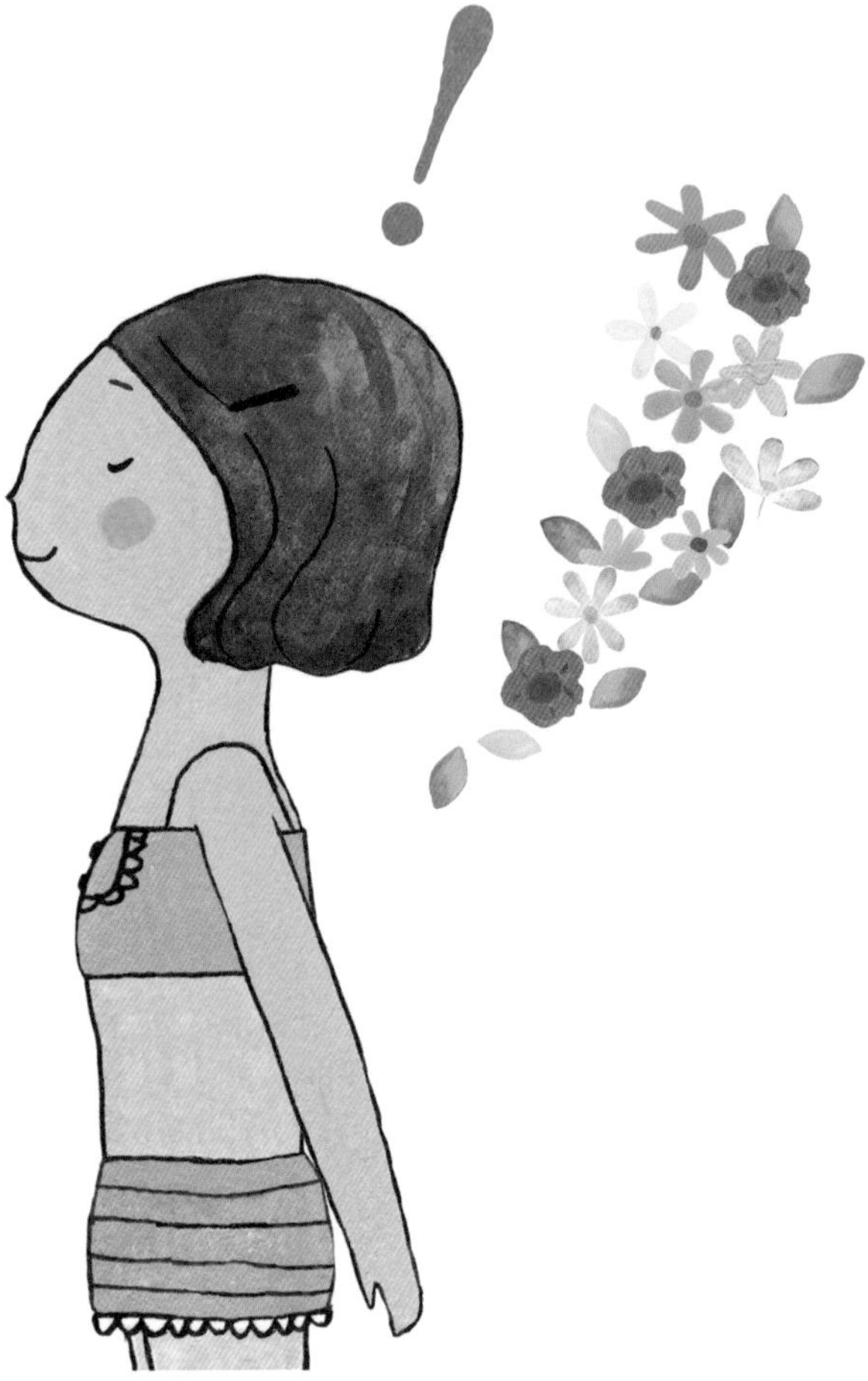

詳しくはP141～

その場で足踏みをしてみてください

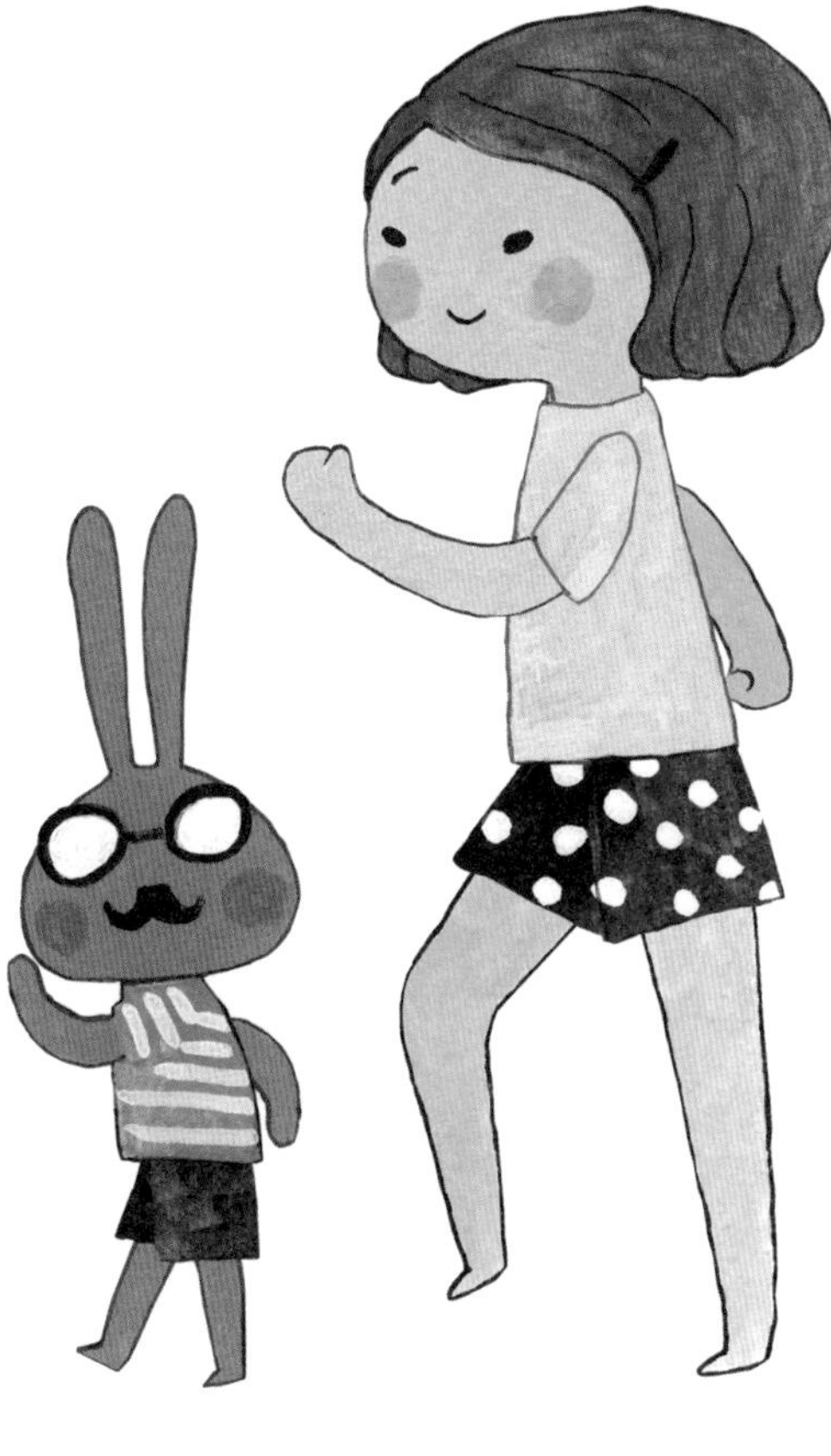

☜横隔膜スイッチをONにすると…

股関節や肩関節の動きが良くなり、
自然に大きく、軽く動くようになります

腕の振りも自然に大きくなります

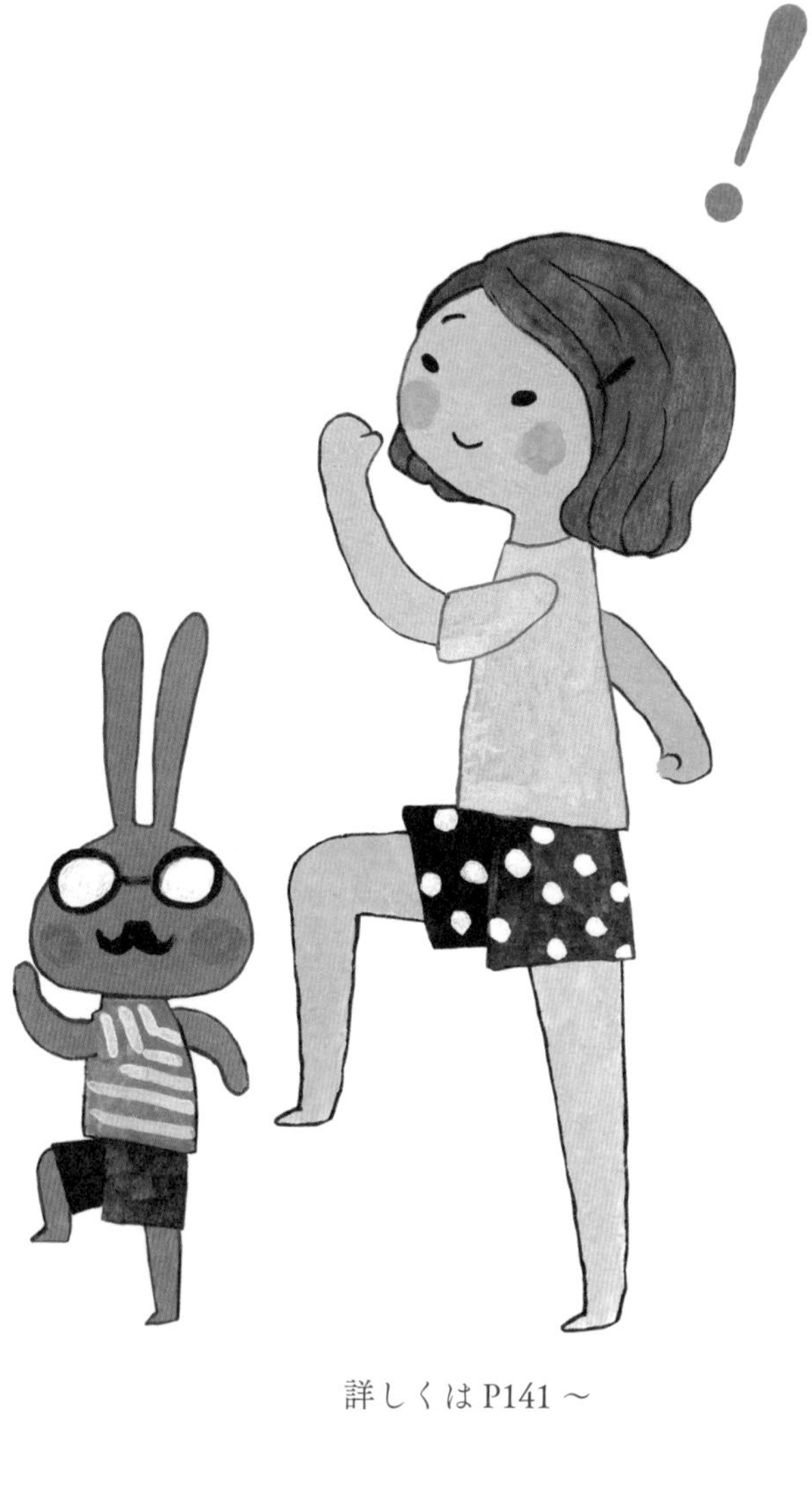

詳しくはP141～

# 横隔膜スイッチでなぜ健康になるのか

**横隔膜は体幹を構成する筋肉の大半と直接つながっている**

横隔膜といえば、呼吸やしゃっくりに関係しているというイメージをお持ちの人も多いと思いますが、実際には非常に多くの役割を持っています。

せきやくしゃみ、しゃっくりの時に、頭から足まで全身にビクンと動きがつながることを思い出してください。横隔膜は全身の動きと大きく関係していると理解していただけると思います。

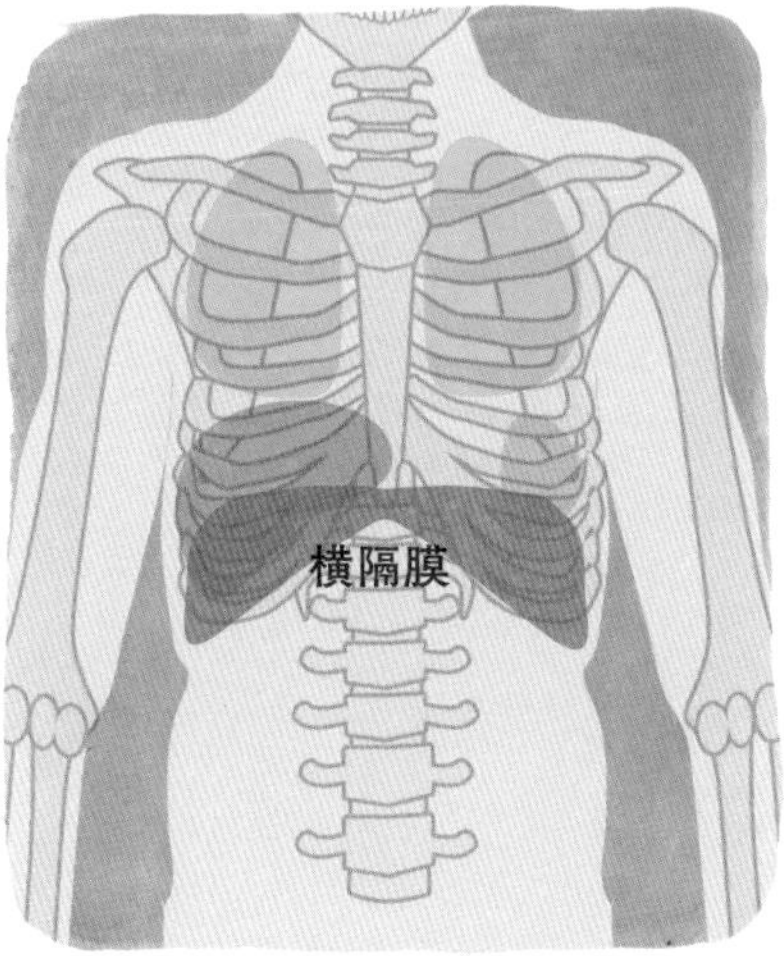


横隔膜は、肋骨で囲まれた胸郭の下側にドーム状の形で存在しています。

これがキュッと固まると胸郭が固まり、体幹全体が緊張してしまいます。

また、太い血管や食道などが横隔膜を貫いており、横隔膜の緊張はこれらにもよくない影響を及ぼします。

横隔膜は筋膜《きんまく》を介して心臓を含む多くの内臓とつながっています。

また、後述しますが、体幹や、体幹から腕や脚へつながる筋肉などとも関わりがあり、まさしく健全な全身運動に大きく貢献している場所なのです。

横隔膜の右後ろ側は大きく骨盤近くまで伸びています。ちょうど右の横隔膜の下に一番重い臓器である肝臓があります。

私見ですが、肝臓の重みを背骨に逃がして他の臓器に負担が掛からない作りになっているのだと思っています。

体の右側にある痛みやしびれ、動きの悪さなどの違和感の多くが肝臓へのアプローチで楽になることが多いのですが、それはこの形状が影響していると思います。

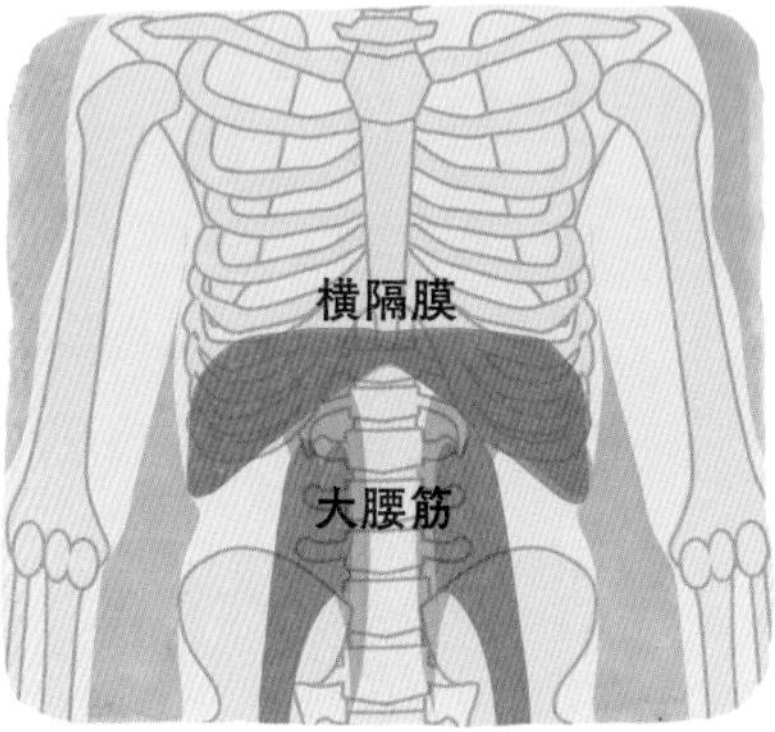


次に**大腰筋《だいようきん》**と横隔膜の関係です。
※実際には横隔膜は腰やお腹の周辺のさまざまな筋肉とつながっています（間接的な関りも含めると全身）が、すべてを説明するとこの項目だけで本が終わってしまいますので割愛します。
大腰筋は、主に股関節の動きに関係しています。

大腰筋と横隔膜は連結しているので、横隔膜が適切

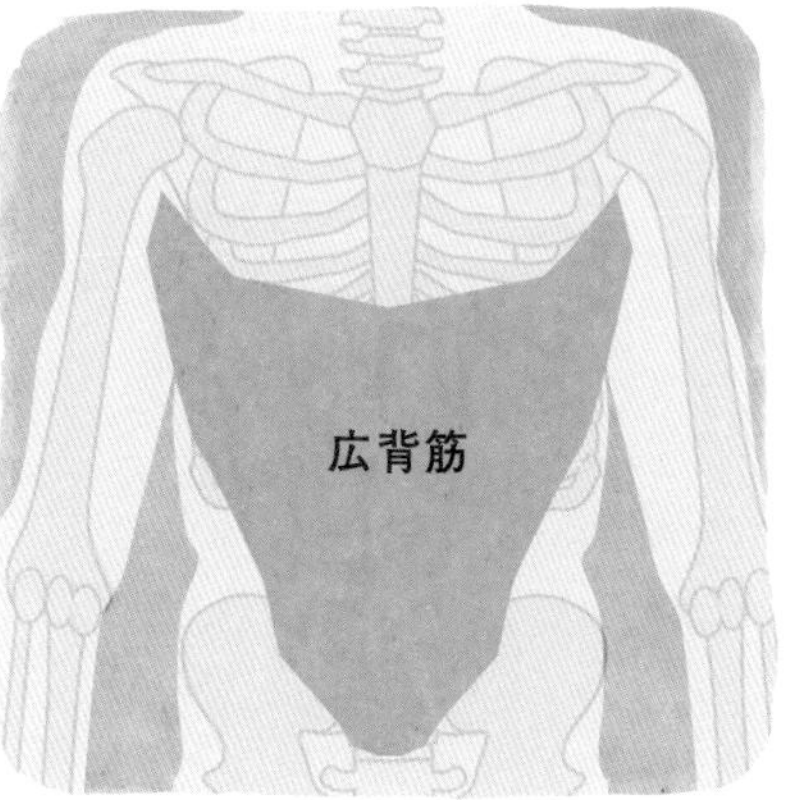


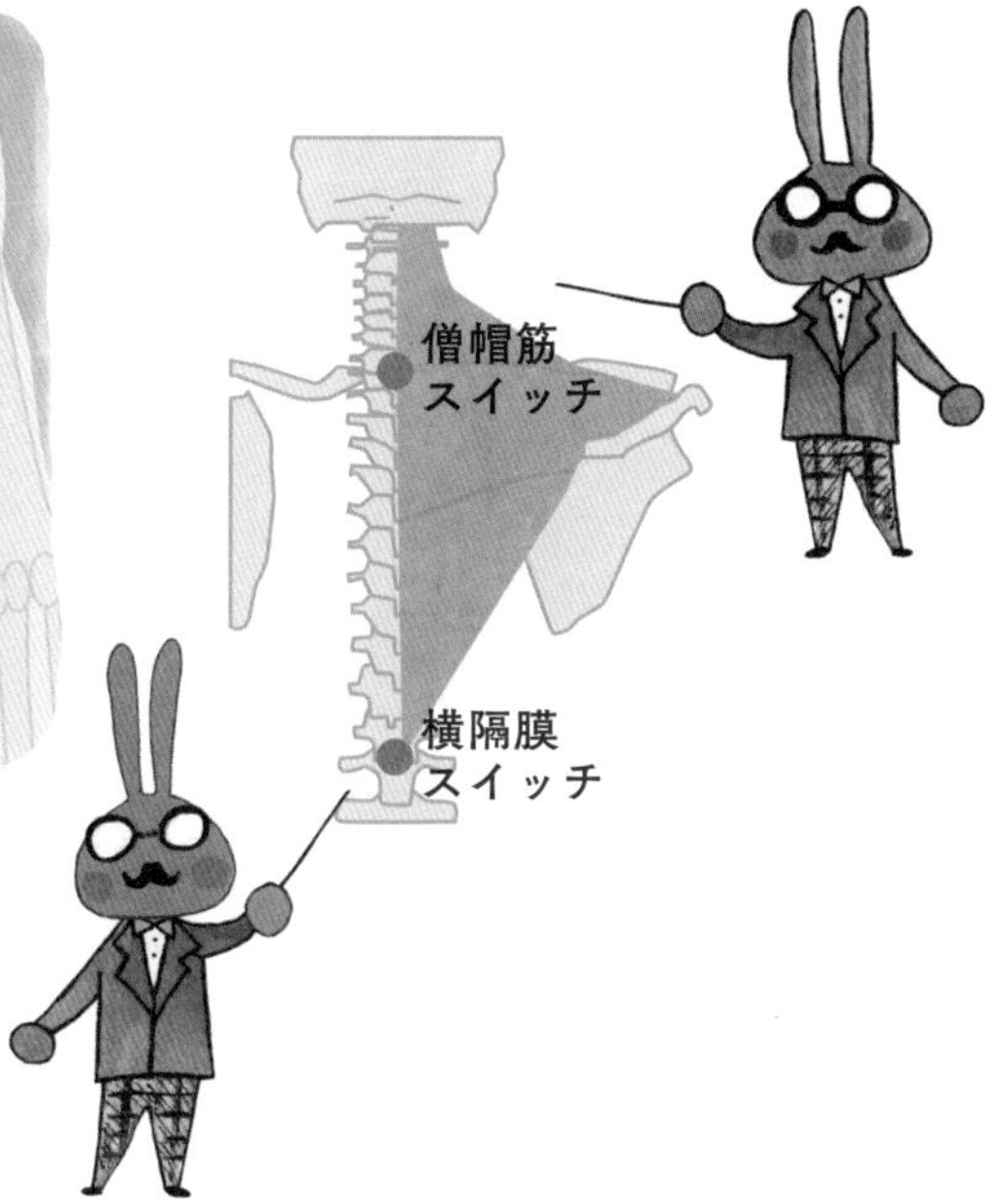


に働けないと大腰筋も同様に適切な働きをすることができなくなります。

大腰筋が自由になることで、股関節を支えているお尻周辺の筋肉たちへの干渉がなくなり、全身の筋肉で最も大きな体積を持つ（要するに一番強い）太ももの前にある大腿《だいたい》四頭筋《しとうきん》が自由に動けるようになります。

もう一つ、忘れてはならないのが**僧帽筋**《そうぼうきん》と**広背筋**《こうはいきん》です。

図をごらんください。

横隔膜スイッチは僧帽筋の下端、広背筋のほぼ中央にあります。

僧帽筋については僧帽筋スイッチのところで説明しましたの

で、ここでは主に広背筋についてお話しします。

広背筋はざっくり言うと、背骨や骨盤と腕をつなぐ筋肉です。

また、肝臓や脾臓《ひぞう》、左右の腎臓《じんぞう》などが適切な位置で適切に働けるように、下から包み込む形でサポートしているようにも見えます。

実際に、これらの臓器の影響が疑われる症状が起きている時には、広背筋が影響を受けて固くなっていることが多いです。

鼻呼吸をしたり横隔膜スイッチをONにして、深い呼吸が回復してくると、お腹の中の圧力が安定して、内臓の位置関係や働きも正常化されていきます。

結果として広背筋の動きも良くなり、体幹が目覚め、全身に良い影響が及びます。

当然ですが、実際には同時進行で変化が起こりますので、横隔膜スイッチで広背筋の緊張が緩和すると横隔膜が働きやすくなり、体幹が目覚めてさまざまな良い変化が起こる、という逆の説明も成り立ちます。

ニワトリが先でも卵が先でも、そんなの別にどっちでも良いや、という視点で捉えてみてください。

## 「呼吸」から読み解く

### 酸素は人間にとって最も大切なエネルギー

生きていく上で、呼吸が重要であることを疑う人はいないと思います。

しかし、大事だとわかっていても案外おろそかにされているのも呼吸なのです。

「食事と呼吸のどちらが大事？」と問われたらあなたは何と答えますか？

私は迷うことなく「呼吸」と答えます。（もちろん食事も大事ですが）

数日程度なら何も食べなくても生きていられますが、呼吸は一般人ならほんの数分止めているだけで脳に障害が起きたり、下手をすればそのまま命を落としてしまいます。

少し極端すぎる例えでは？　と思われるかもしれませんが、私は事実を理解する上でこれ以上に誰もが納得せざるを得ない説明はないと思っています。

## 「呼吸は鼻」を脳にインプットしよう

**口呼吸から鼻呼吸に変えただけで改善した不調の例**

蓄膿症、副鼻腔炎、椎間板ヘルニア由来と言われていた腕や脚の痛みとしびれ、肘やひざの痛み、首や肩のコリ、メニエール病、顎関節症、肋間神経痛、四十肩、五十肩、頚肩腕症候群、腱鞘炎、胃腸の機能低下、肝機能低下、便秘、女性特有の悩み、男性特有の悩み、つわり、不眠、股関節の痛み、花粉症、パニック障害など、変化は全身にわたります。

前述のように、大事だとわかっていても案外おろそかにされている呼吸ですが……

私が伝えたいことはただ一つ。

**「呼吸は鼻」が正解**

だということです。

「鼻が詰まっていて鼻呼吸ができない」という方も、横隔膜スイッチや僧帽筋スイッチを触りながら「呼吸は鼻」と意識して少し待っていてください。最初はうまく行かなくても、毎日続ける事でちゃんと鼻が通って道が開けてきたりするものです。

そもそも、**人間は鼻で呼吸をするように出来ている**と言えます。

その理由をいくつか解説します。

### ①横隔膜は鼻呼吸に連動する

新生児の赤ちゃんは鼻でしか呼吸ができません。

鼻で呼吸をして横隔膜がしっかり働き体幹を強くし、首が据わり、腰が据わり、寝返りができるようになり、ハイハイができるようになり、つかまり立ちができるようになり……と成長していきます。

あなたも私も、我々は皆、鼻呼吸で成長してきたのです。

では、横隔膜は鼻呼吸に連動していることを体験してみましょう。

まずは**口で吸って吐いて**をしてください。

胸がほとんど動かず、お腹や腰が膨らんだり縮んだりの呼吸になります。

これが、横隔膜が自然に働いていない状態です。敏感な方は胸や背中、腰などがギュっと締め付けられてくるのを感じられると思います。体幹の内圧（腹圧や胸圧）が乱れて、全身を緊張させて体を支える状態に近づいていき、全身の動きが固いものになります。

また、無意識に行われている口呼吸は非常に浅くなりがちです。結果的に脳や全身に必要な酸素量が足りず、慢性的な酸欠状態に陥り、非常事態だと勘違いして全身が防御態勢に入るのです。

次に、**鼻で吸って吐いて**をしてください。

一呼吸ごとに横隔膜が上下の動きを取り戻し、胸郭が緩んで自然に上体が伸び上がり、体幹がゆったりと安定してきます。

肩や背中、股関節などの筋肉が自由になり、自動的に良い姿勢に近づきます。

呼吸が正しく横隔膜との連動で行われることで、日常の無意識な鼻呼吸でも、脳や全身に必要な酸素量を自然に取り込むことができます。

日常の呼吸をもっと深くしたい方はP155「無限深呼吸」を実践してください。

## ②口呼吸では異物の侵入を阻止できない

図をごらんください。

口呼吸は異物の侵入を防ぐ機構が貧弱なので、異物はそのまま体内に侵入します。

**鼻呼吸**

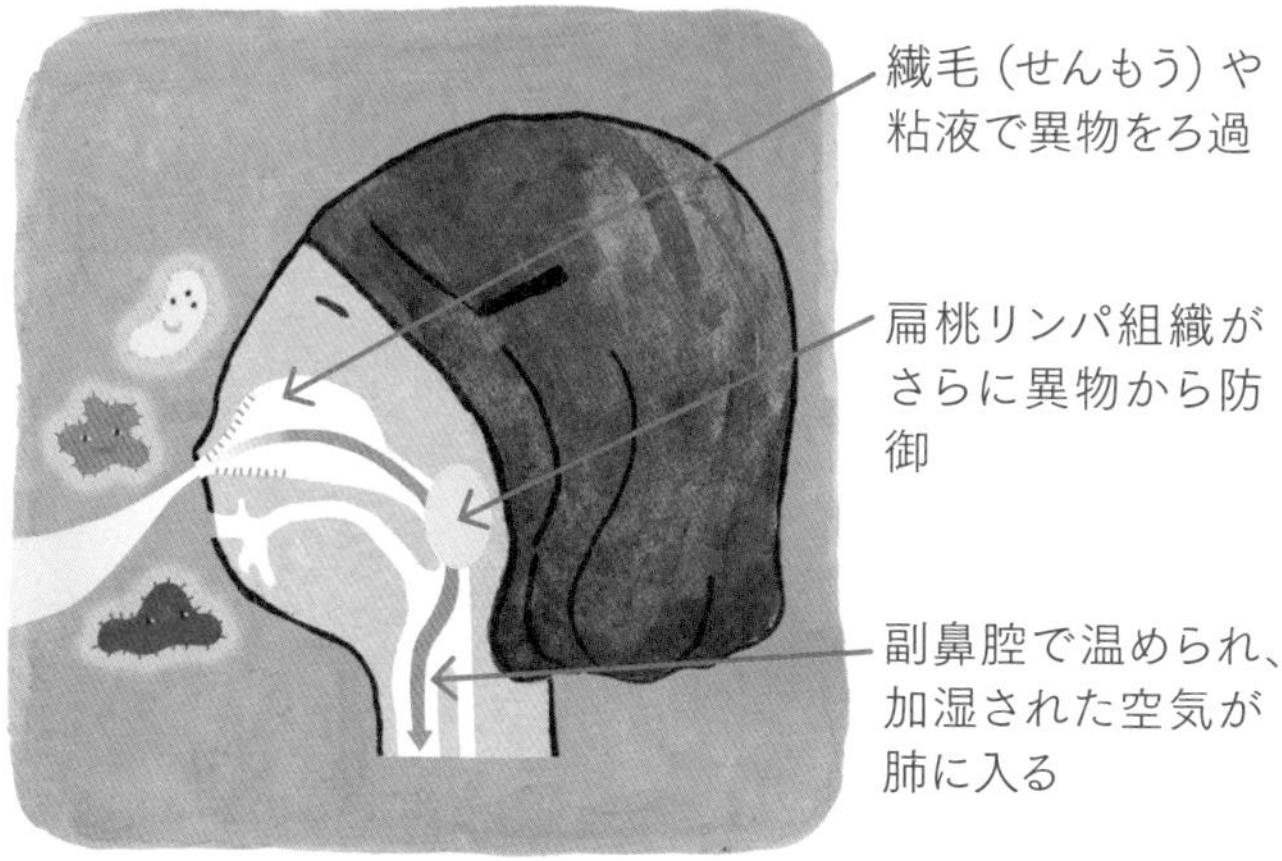
繊毛（せんもう）や粘液で異物をろ過
扁桃リンパ組織がさらに異物から防御
副鼻腔で温められ、加湿された空気が肺に入る

**口呼吸**

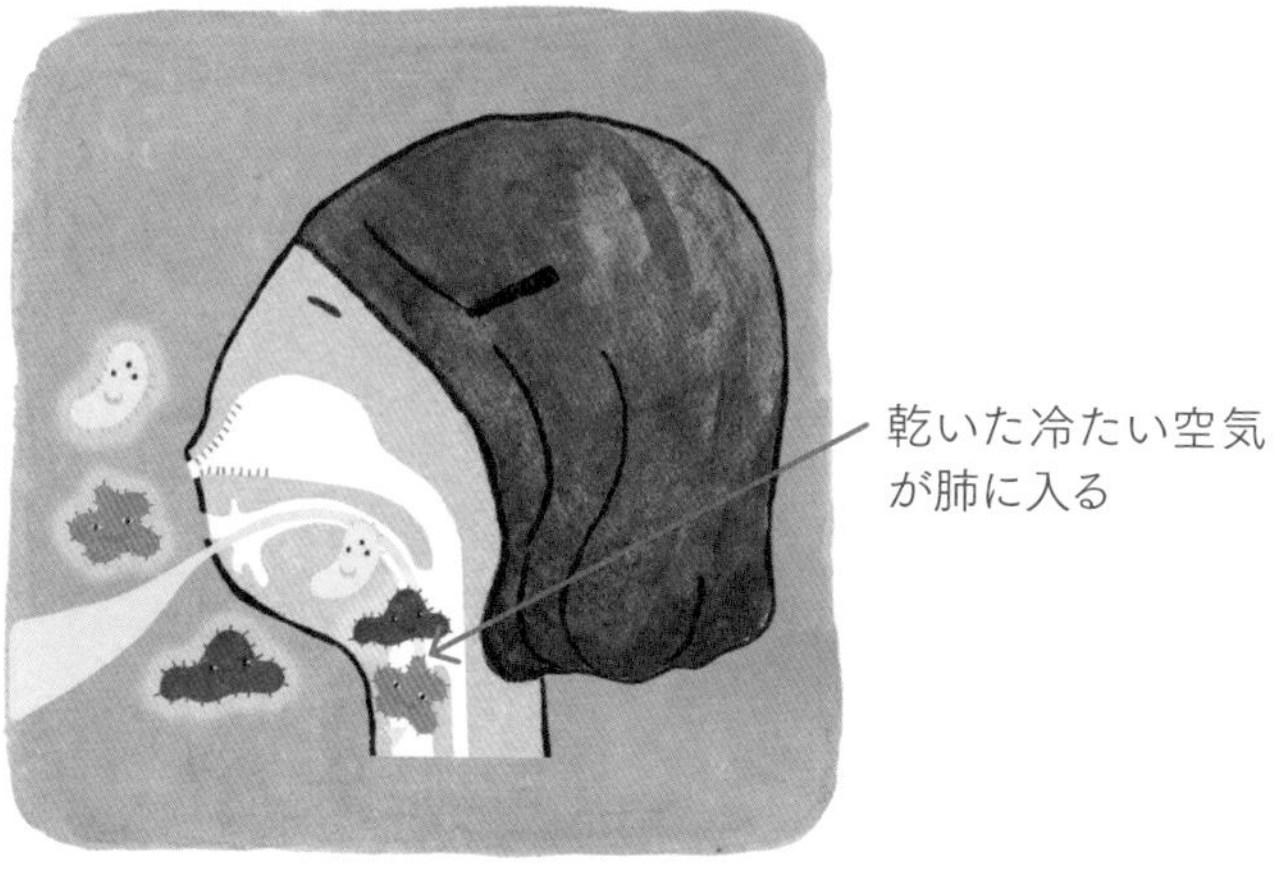
乾いた冷たい空気が肺に入る

## ③頭寒足熱は鼻呼吸によって成される

狭い鼻の穴を通り抜けた冷たい空気は鼻腔の天井部分に勢いよく当たり、頭蓋内部の温度上昇を抑える役割もあります。

口呼吸をしていると頭がボーっとしてきたり、いわゆる過呼吸になったり、クラクラとめまいを起こしやすくなるのも、脳が適切な温度で働けなくなり、熱暴走を始めるためです。

怒る事を「頭に血が上る」と表現しますが、実際に怒っている時には口での浅い呼吸になっています。結果的に理知的な判断能力が落ちるのです。

これがＩＱが下がっている状態です。

# 「脳の働き」から読み解く

この項目は第2章の『体幹が目覚めるとＩＱが上がる。ＩＱが上がると健康になる』でもふれましたが、とても大切なことなのでここでもお話しします。

横隔膜スイッチに限った話ではなく、他のすべてのスイッチに共通した、ある意味で本書の核心部分とも言える原理原則になります。

ここで改めて「魔法のスイッチ」が作用する流れを確認しておきましょう。

魔法のスイッチは、「意識するだけ」「触れるだけ」で体が勝手に本来の良い状態で働こうとする**「反射」**を利用しています。

その良い状態で実際に体を動かすことで、末梢神経系の「脳に情報を送る」働きや、あなた自身にとっての「快適な動きである」という感覚を介して、実際に脳が「体が健全な状態である」という認識を持つように働きかけるものです。

結果として、良い癖として身につき、あなたが意識していなくても「自分は健康だ」という体の使い方に至った時、あなたは実際に健康になっていると言えます。

さらに、そこに最終章**「極意の書」**の内容を盛り込むと……
これは読んでのお楽しみにしておきましょう。

## 横隔膜スイッチが脳に及ぼす良い効果

横隔膜スイッチは呼吸を正常化する効果が非常に高いのですが、実際に呼吸が良いものになると、脳にとっても素晴らしい変化が起こります。

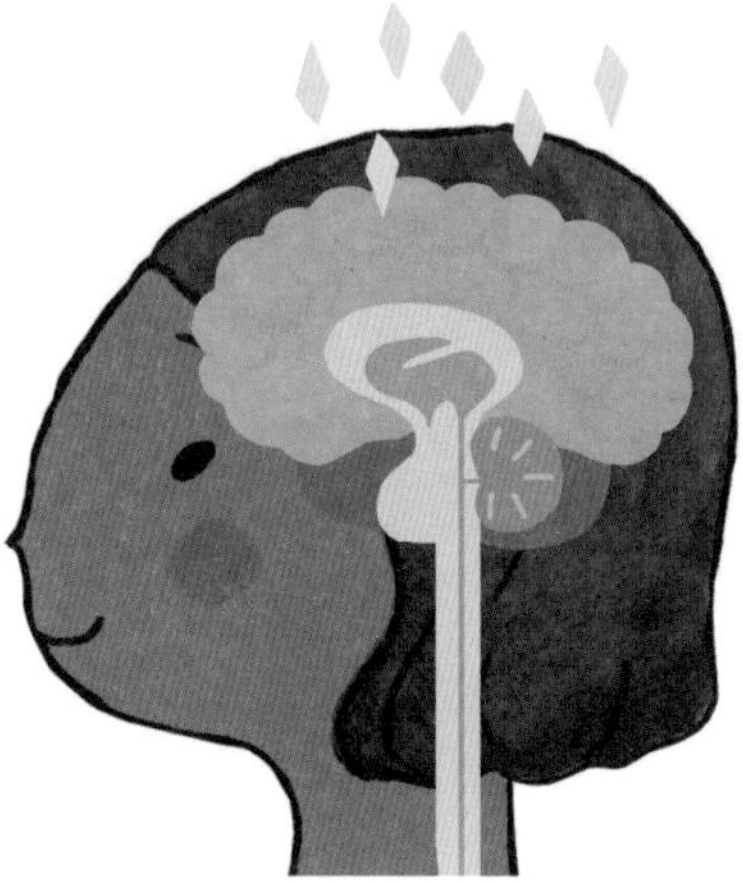

**①脳の血流が増え酸欠が解消し働きが活性化**
呼吸で取り込まれた酸素の半分は脳が使用します。
身体を健全に保とうとする働きも回復します。

**②【最重要！】IQが上がる**
脳の酸欠が解消され、前頭前野《ぜんとうぜんや》の働きが活性化されるとIQが上がります。
IQが上がるということは、言い換えると「快適さを感じ、頭がよくなる」ということです。

快適な時は体はリラックスしますし、頭が良くなると判断を間違えなくなりますので、体の使い方も間違わなくなってきます。

結果的に全身の機能が正常化するのです。

同時に前頭前野は、情動のコントロールも司《つかさど》っています。

人間の本質は「快」なので、IQが上がると自然に物事の理解の仕方も良いものに変わります。さらに、自分の目標達成に必要なものや不要なものを正しく選別することができるようになりますので、迷いがなくなっていくのです。

## ③「間脳《かんのう》」の働きが良くなる

間脳とは、大脳半球と中脳の間にある自律神経の中枢です。脳から全身へ、また全身から脳への情報をコントロールしています。人体の恒常性（ホメオスタシス）維持の重要な役割も、間脳にある視床下部《ししょうかぶ》が担っています。

魔法のスイッチで快適になった体の情報を脳に送り、IQが上昇した状態のデータに基づいた自律神経のコントロールやホルモンの分泌などを通じて、全身の状態をさらに良いものにしてくれます。

脳と体が「良い情報のやりとり」で自動的に満たされるのです。

# 横隔膜スイッチの強化法

**基本的に魔法のスイッチは「触ったあとは普通にしておく」を毎日繰り返すだけで十分です。**しかし、実際にはこれまでの身体の使い方の癖が気付かない形で残ることもあります。

横隔膜スイッチの精度を上げ、脳がより上手に身体の動きを高めてくれる動機付けがこの「強化法」です。最終的には**スイッチを触らなくても、あなたの日常的な動作が不快感なく行われる状態**を目指してください。

## ① 動画で変化を見る

体感するだけでなく、視覚で変化を確認すると強烈なインプットになり、深い呼吸の習慣が根付きやすくなります。体のラインがわかりやすい服装や、自宅なら上半身は裸などで、背中全体が映る位置にカメラを設置しましょう。

後で見返した時にわかりやすいように「まずは口呼吸です」「次にスイッチなしの鼻

呼吸です」「次はスイッチありの鼻呼吸です」と言うように、注釈を加えながら撮影します。横隔膜スイッチを入れると、一呼吸ごとに体が伸びてきたり、背中や肩や腰の筋肉が動き出すのを確認できると思います。

## ② 無限深呼吸 その1（魔法のスイッチ版シャヴァーサナ）

全身を一気に良い感覚で満たすトレーニング法です。

きっと、**今の体を持って生まれてきたことに喜びを感じられる**と思います。

簡単に深い瞑想状態に入ることができますので、これを繰り返すことだけでも心身ともに健やかになっていくことも可能です。

※この呼吸法は気持ち良くそのまま寝てしまうことも多いので、就寝前に必要なことはすべて終え、翌朝の目覚まし時計をセットしてからスタートすることをお勧めします。

仰向けに寝ます。鼻スイッチや僧帽筋スイッチを使いながら、認識できる範囲でどこにも力が入っていない、あなたにとって一番楽な姿勢を作ってください。

触りやすい方の手で横隔膜スイッチに触れながら数回、自然にできる範囲で鼻で呼吸をします。慣れた方はスイッチを意識するだけでも充分です。

3～4回目あたりで呼吸が深くなってきたことが感じられたら、スイッチから手を離してかまいません。

まずは、**背中や肺が全部使えている感覚**を味わいます。肺は鎖骨の上まであります。あなたが思っている以上に大きいです。

呼吸によって鎖骨が動かされるので、首や腕の緊張が取れて楽になります。

そのまま**肩から指先まで新鮮な酸素が届いて行く感覚**を味わいます。

次に、**首から後頭部、頭のてっぺん、鼻の頭、脳みそ全部、喉元から顔全体**と続けましょう。


胸から上全体で呼吸ができるようになったら、今度は**腰から下腹部まで、股関節、お尻まで、太もも全体まで、足首まで、踵から爪先まで**というように、全身に新鮮な酸素が届いている感じを味わっていきます。

――といった感じで、**体のすべてで呼吸をしていきます。**眠ってしまったり体が満足したら終わりです。

無限深呼吸の最中に、腕が上がりたくなったり、膝が曲がって体がねじれたくなったりなどの反応が起こることがありますが、気功や操体法などで起こる自発動《じはつどう》（体の自動修正）ですので、不快なものでなければそのまま自由にさせてあげてください。必要な動きが終われば勝手に止まります。

なお、**無限深呼吸 その2**は、次の「仙骨スイッチ」のページでレクチャーします。

その2は、より高いイメージ力を必要としますので、この「無限深呼吸 その1」でイメージによって体が変化することにしっかり慣れておいてください。

### ③メンタル強化ウォーキング

**「私は健康だ」**と宣言してから、横隔膜スイッチをONにして歩きます。

思い込みや自己暗示をかけるのではなく、「実際に自分自身が健康な人としてその世界にいて、その世界で行動している」感覚です。

「健康な人として行動する」と言っても良いかと思います。

健康な人として歩き、健康な人として景色を見て、健康な人として電車に乗り……というように、健康な人の日常の視点や物事の捉え方などを、行動を通して身につけていきます。

自信が腹の底からあふれ出て、発言や行動が自然に望む方向に変わっていくことが感じられると思います。通勤やトレーニング中などでも、体を動かしながら自己肯定感を高めることができます。

※宣言は自分が生きたい未来なら何でも構いません。例えば「俺の筋肉は柔らかい」「私は幸せだ」「私は裕福だ」「私は才能がある」など。最終章である「極意の書」で詳しく触れます。

疲れない下半身と力強い上半身を作る

# 仙《せん》骨《こつ》スイッチ

しなやかで引き締まった美尻・美脚を作る。
アンチエイジングや妊活にも

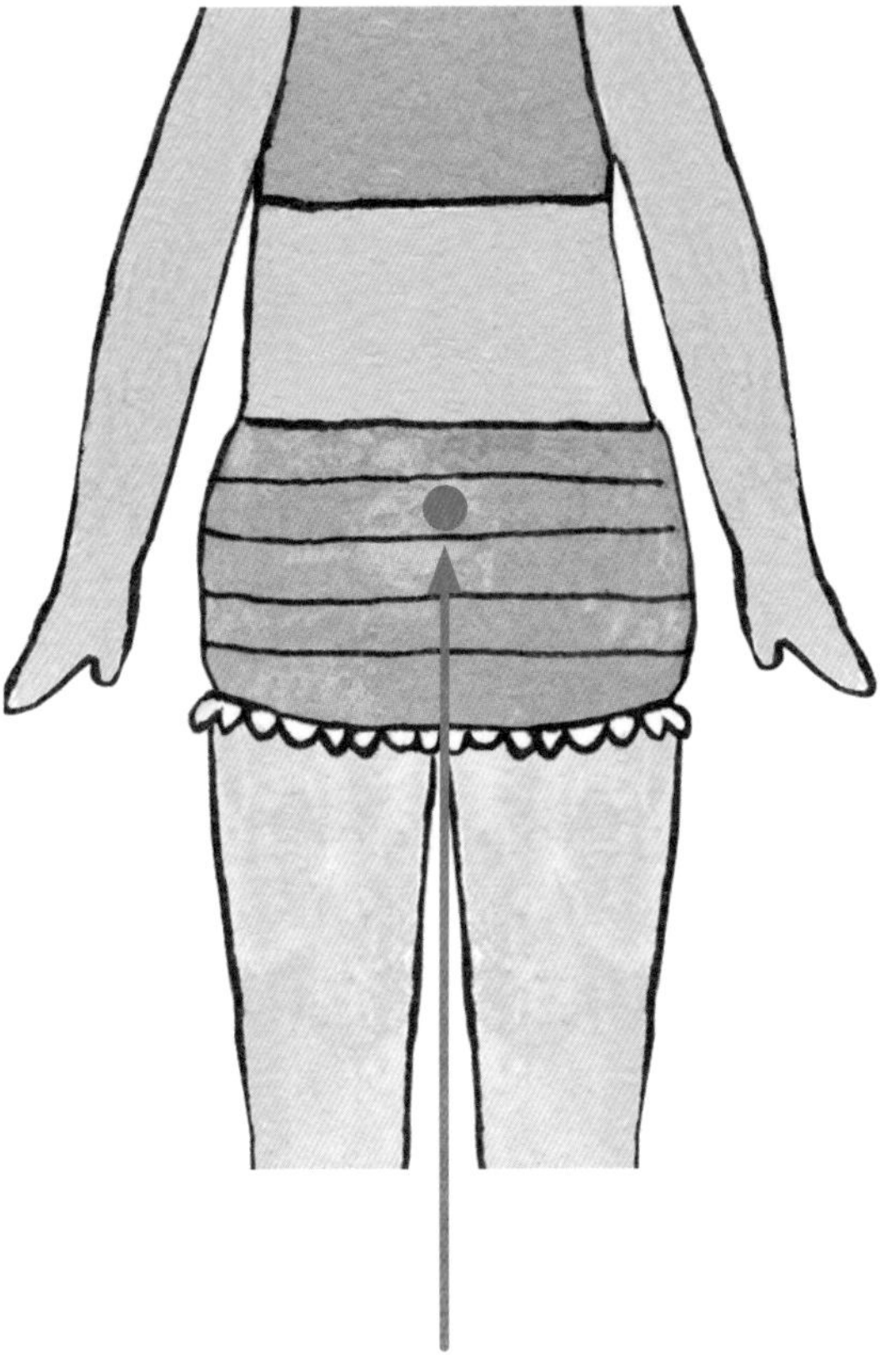

仙骨スイッチはココ！
骨盤の中心です。

壁や柱を思いきり押してみましょう

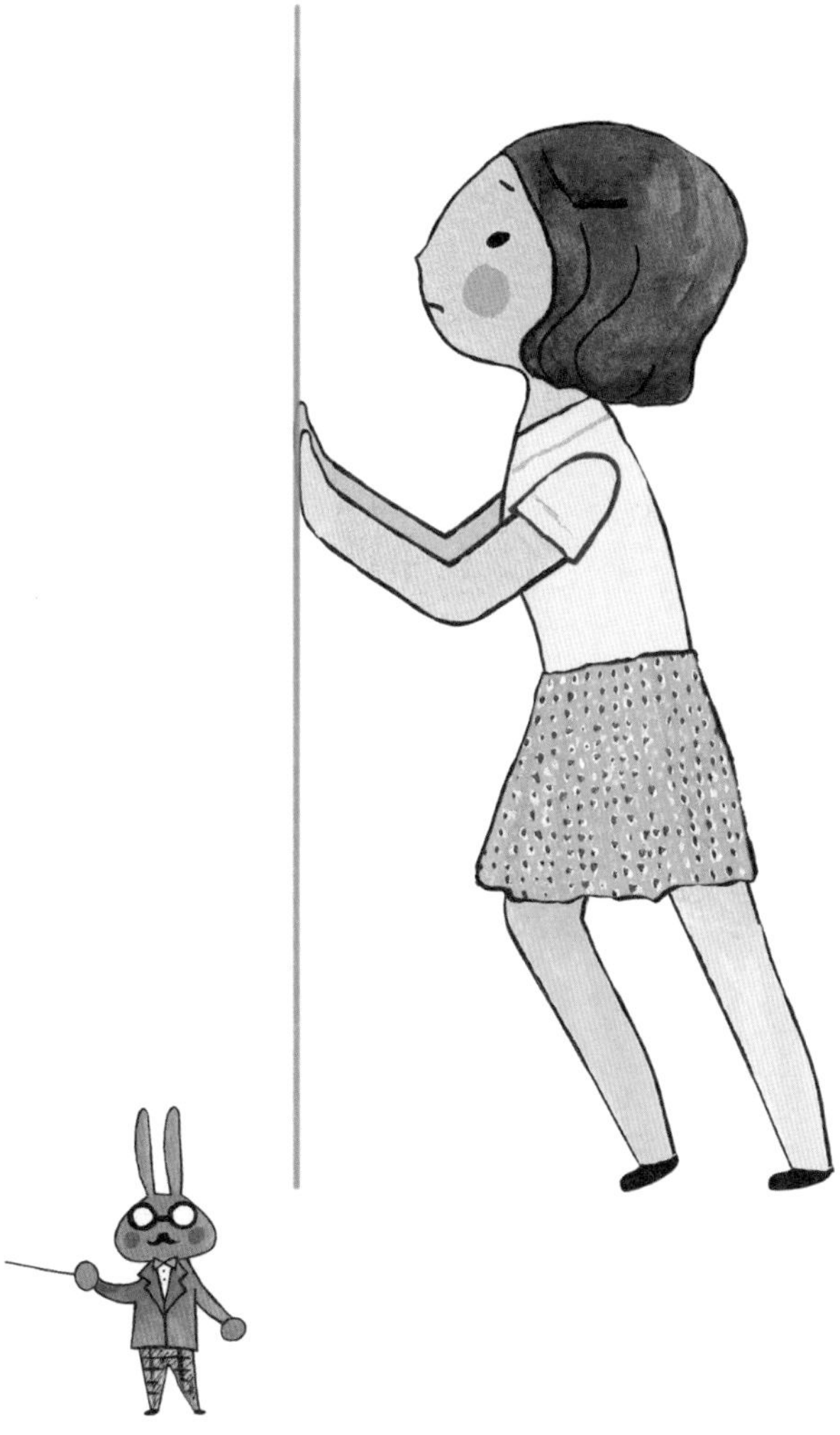

☜仙骨スイッチをONにすると…

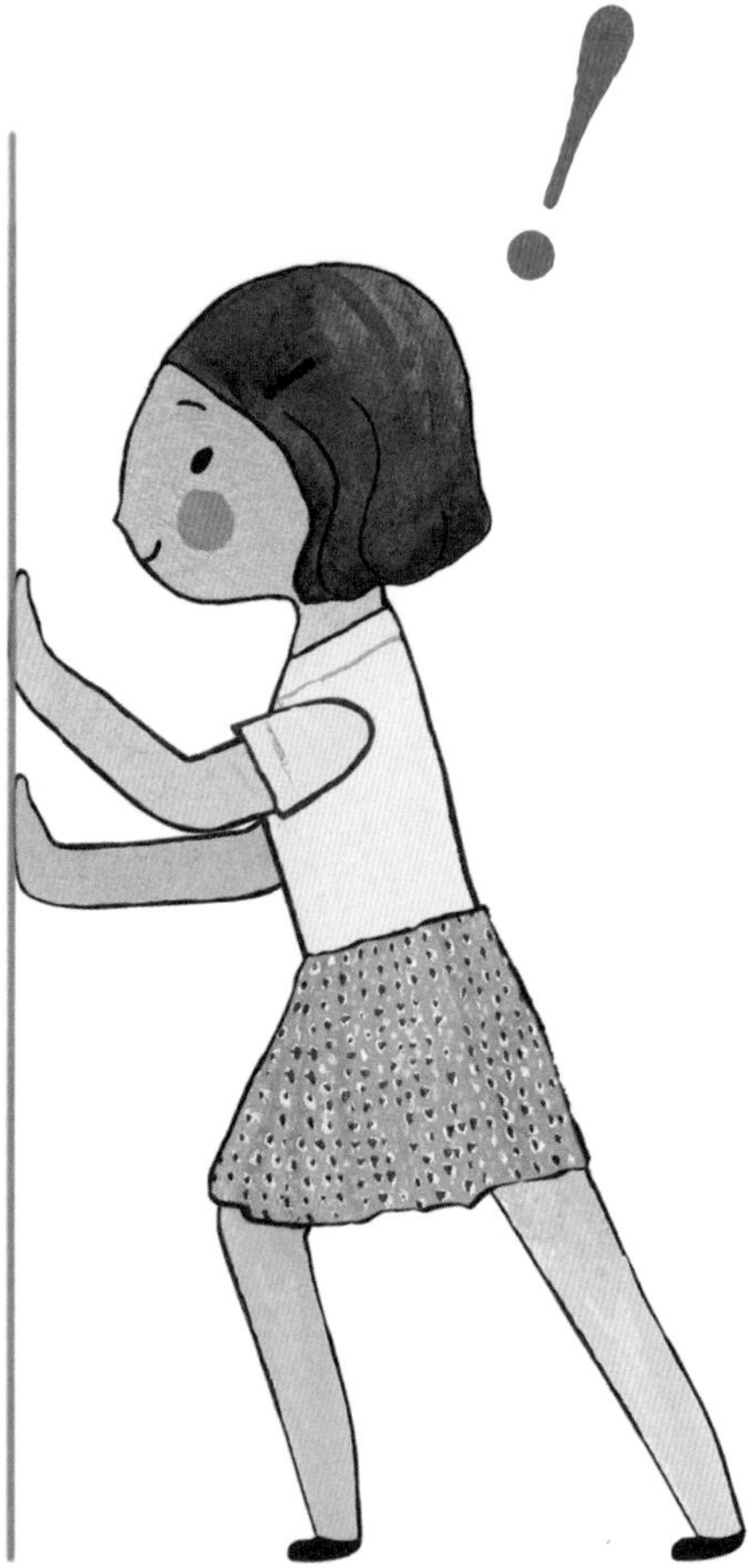

全身のパワーが勝手に上がります

肩のストレッチを
自由な姿勢でしてみてください

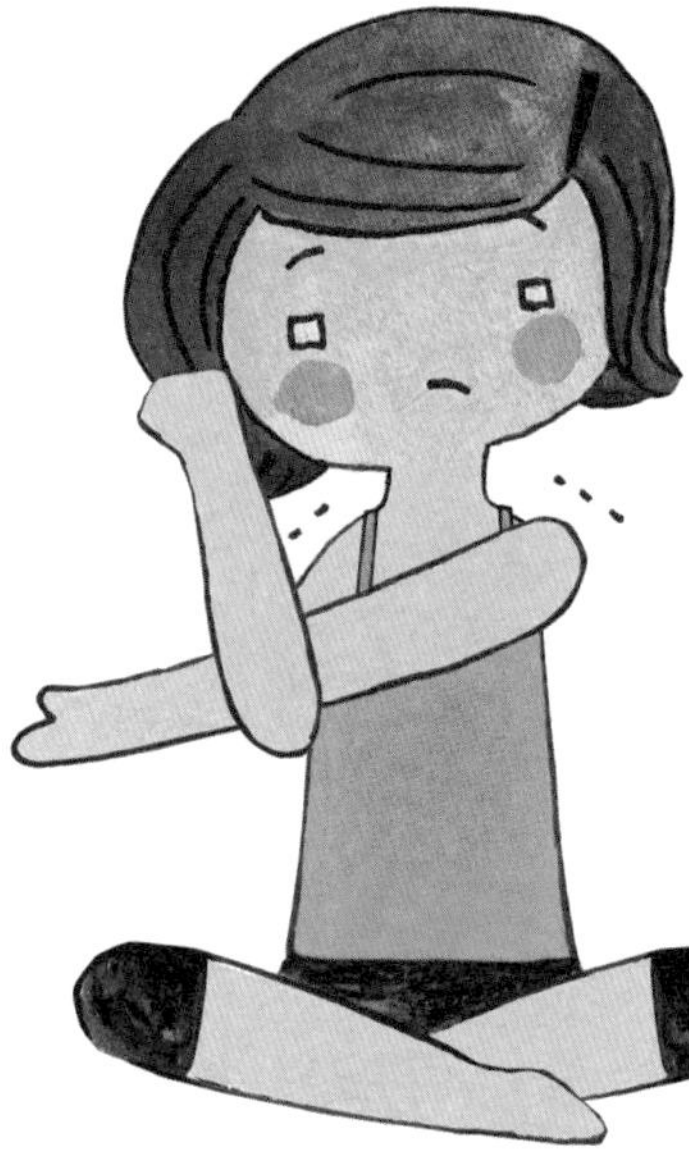

☞仙骨スイッチをONにすると…

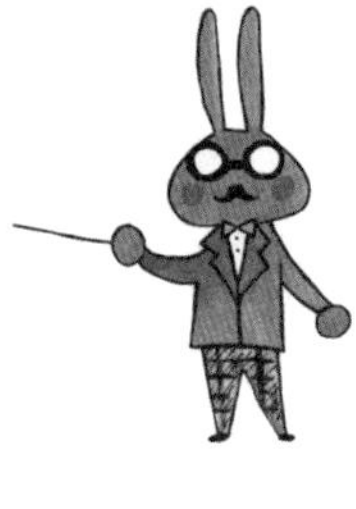

**鎖骨の付け根や、背中の広背筋の動きが良くなり、無理なく気持ちよく伸ばせます**

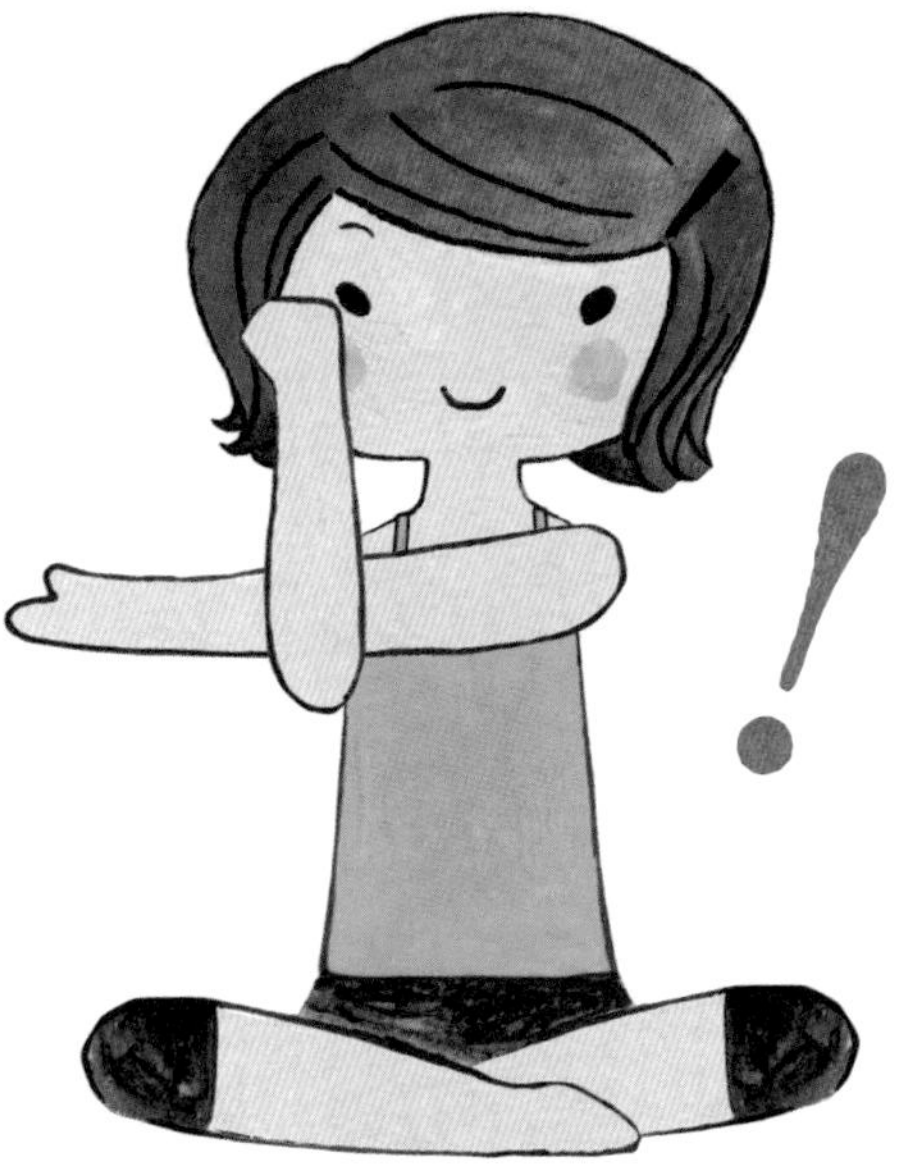

全身が楽にねじれてきます。

「効いてる感」が少ない方が筋肉が適切に動いているサインです

## 仙骨スイッチの主な効果

・**体幹の土台**である骨盤と背骨の安定による全身の緊張緩和
・全身の引き上げ効果
・人体で一番大きい「大腿《だいたい》四頭筋《しとうきん》」の働きの回復、ひざのトラブル解消
・脚の筋力回復による代謝のアップとアンチエイジング
・骨盤底筋群《こつばんていきんぐん》の働きの回復によるお腹の内圧安定、内臓の機能回復
・ポッコリお腹や便秘、尿漏れの解消

# 仙骨スイッチでなぜ健康になるのか

サッと触れるだけ、もしくは軽く意識するだけで一瞬で全身の機能を回復してくれる仙骨スイッチですが、何がどう変わることで、このような変化が起こるのかをざっくりと解説していきます。

「あー、そうなんだ、ふーん」程度でも知っておくだけで、仙骨スイッチの効果は勝手に高まります。

他のスイッチ同様、これまでの無理な体の使い方を助けるものではなく、良い使い方に切り替えるためのものだ、ということを忘れないようにしてください。

## ① 骨盤は体幹の支えの土台

もはや説明するまでもないと思いますが、骨盤およびその周辺の筋肉は体幹を一番下で支える大切な土台です。

鼻スイッチの項でもお話ししましたが、体が正常にリラックスしている時に、頭蓋骨の蝶形骨と骨盤がそれぞれ自然に正面を捉える状態になり、その時に内臓を含む全身がうまく連動するようになっています。

骨盤周辺が正常な働きを失っていれば、それを補うように体幹は緊張し、腕や脚などの末梢にも影響が拡がっていくのです。

ということは、体幹の土台を正しく安定させることができれば、それに呼応して体幹はリラックスして安定し、全身の機能が本来の良いものへ戻っていける、と言えるのです。

## ② 体の動きはすべて重心移動が大事である

**重心移動は、そのものズバリ「骨盤の動き」のことである**

基本動作である「歩く、走る、立つ、座る、ねじる」だけでなく、物を持ち上げたり、投げたり蹴ったり跳んだりなど、すべての動きにおいて重心の移動が肝になります。そして、その重心移動とはまさしく「骨盤の移動」なのです。

試しに、骨盤の移動を完全に固定したり、自然に起ころうとする骨盤の動きを反対方向にして体をいろいろ動かしてみてください。相当に困難、もしくは無理の多い動きになるはずです。

しかし、実は痛みや不調を抱えて生活をしている時には、この困難なはずの動作に慣れ、率先してやってしまっていたりするものなのです。

ここで重心移動の基本をおさえておきましょう。

せっかくなので**仙骨スイッチをONにしてから**確認してください。

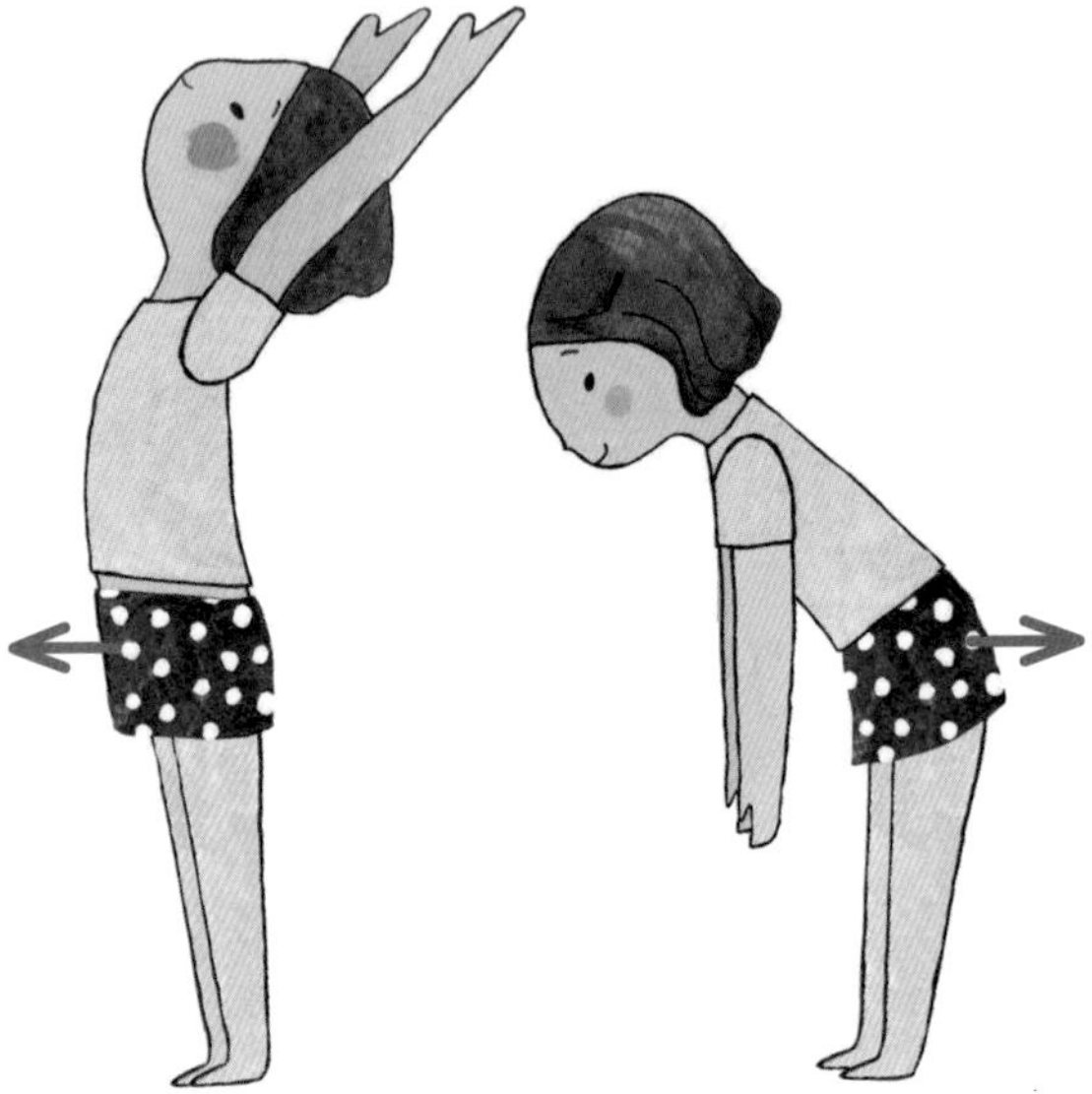

**前かがみ**

骨盤は後ろへ動き、体重はかかとへ。

首の前屈も同じです。

**後ろに反る**

骨盤は前へ動き、体重はつま先へ。

バンザイや首を反らす時も同じです。

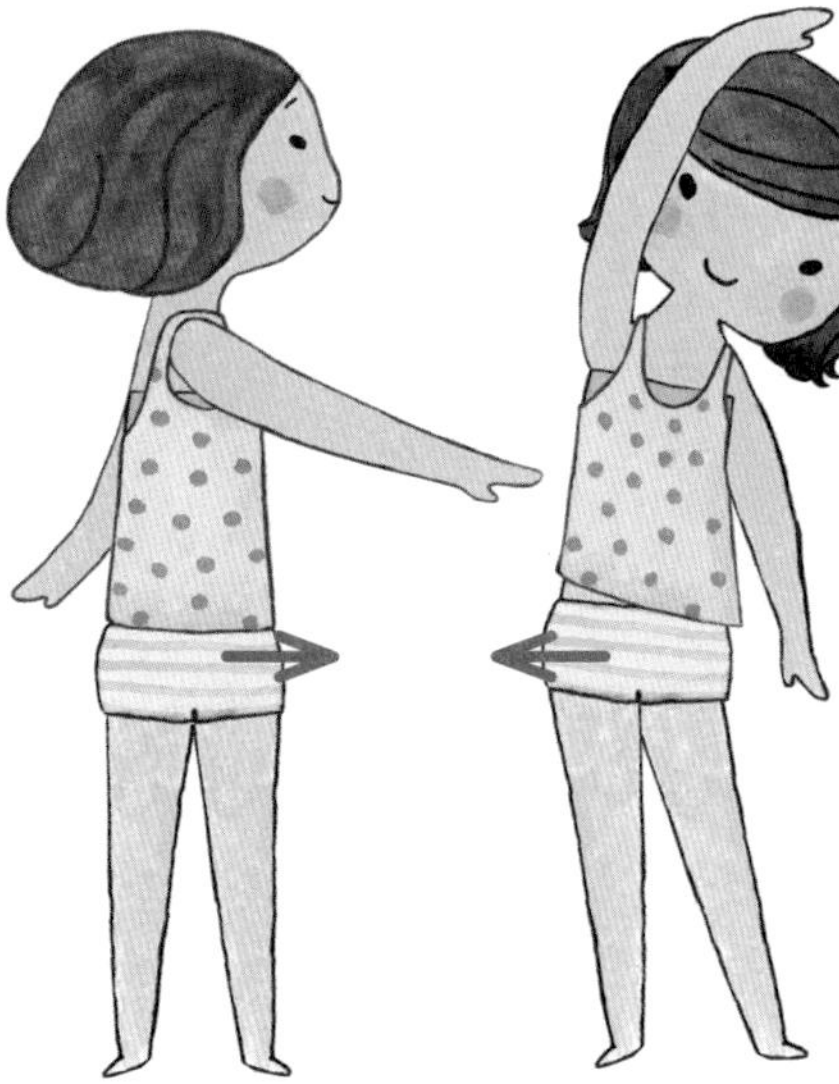

**側屈**
骨盤は伸びている側に動き、体重も伸びている側の脚に。
※ラジオ体操の影響で、間違えている人が多いです

**ねじり**
骨盤は向いていく側へ動き、体重も向いていく側へ。

## ③ 骨盤周辺は全身の連動を繋ぐ「橋」である

骨盤と下半身の関係性は想像しやすいと思いますが、実は広背筋を通じて直接的に腕ともつながりがあります。

仙腸関節の項（P80～）でも触れましたが、腕や肩の動きの悪さや痛みなどが仙腸関節の調整や仙骨スイッチONで解消していくのは全く不思議なことではなく、むし

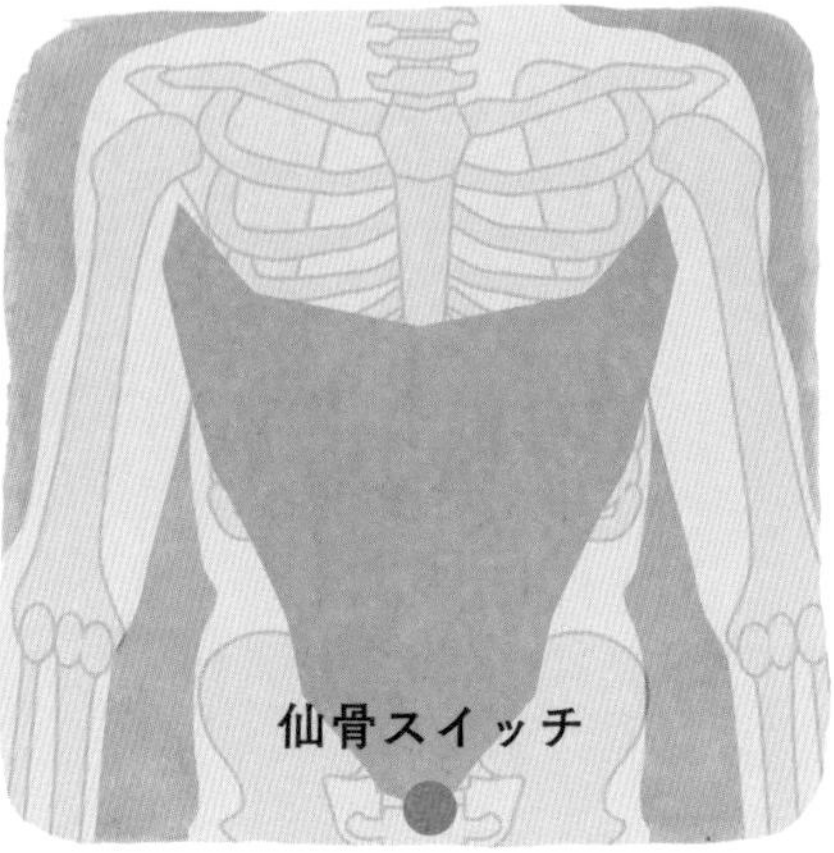


ろ体の構造的に見ても「当然と言えば当然」と言える事柄なのです。

仙骨スイッチは広背筋の一番下に位置しています。

また、左のイラストの通り、骨盤周辺は体幹の支えや脚の動きに関わる筋肉が多く集まっていて、正しい動きの順序や役割が複雑に絡み合っている場所でもあります。

それぞれの筋肉の動く順序や役割を知ること

**後面**

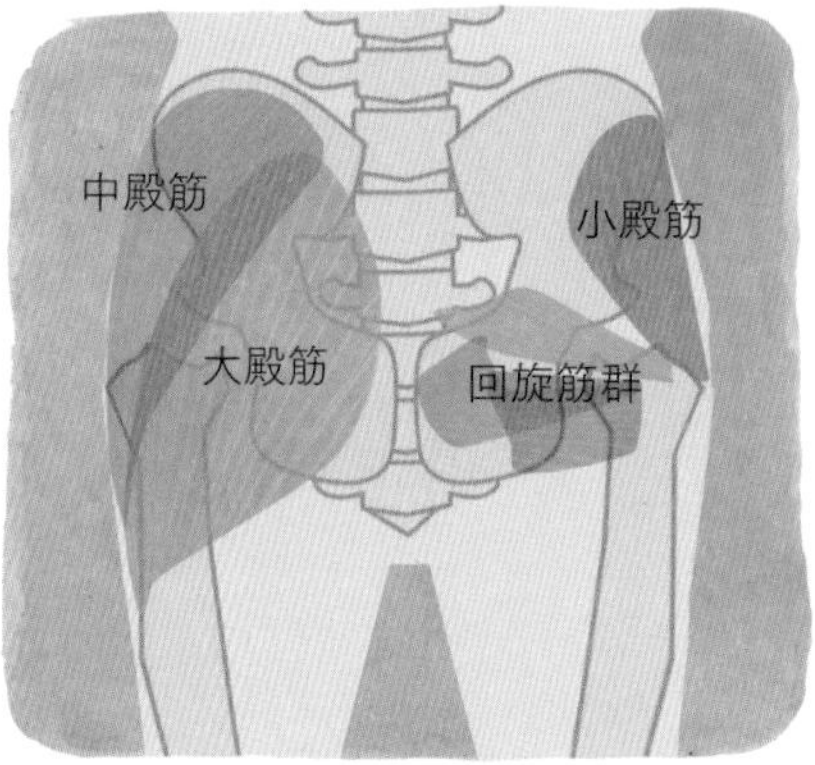


**前面**

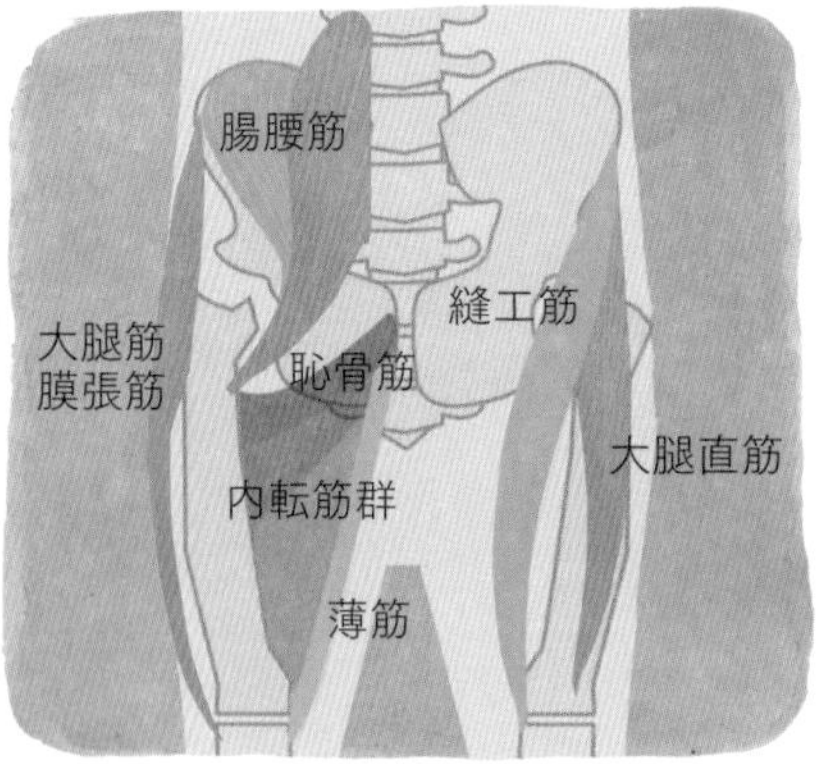

も大切ですが、この本では**「仙骨スイッチが、この複雑な働きを瞬時に、すべてが連動した本来の働きに戻してくれる」**感覚を体感して日常に活かしていただくことを優先しますので、個々の筋肉の役割の説明は割愛します。

次にご紹介する「仙骨スイッチ強化法」で体の変化の感覚を養って、それでも違和感などが残る場合はネットなどで調べてみてください。

先に個々の役割を頭に入れるよりも、活きた体系的な知識にすることができますよ。

# 仙骨スイッチの強化法

**基本的に魔法のスイッチは「触ったあとは普通にしておく」を毎日繰り返すだけで十分です。**しかし、実際にはこれまでの身体の使い方の癖が気付かない形で残ることもあります。仙骨スイッチの精度を上げ、脳がより上手に身体の働きを高めてくれる動機付けが、この「仙骨スイッチ強化法」です。

スイッチONのやり方は、ほかのスイッチ同様で強く押し込むのではなく、**薄皮一枚にそっと触れる程度、もしくは意識するだけ**、が正解です。

最終的にはスイッチを触らなくても、あなたの日常的な動作が不快感なく行われる状態を目指してください。

## ①脚の疲労ゼロウォーキング

**仙骨スイッチを触りながら歩く**

まずは一度スイッチを使わずに歩いて、その感覚を覚えておいてください。

次に**仙骨スイッチを触って**歩きます。（触りやすい方の手で構いません）

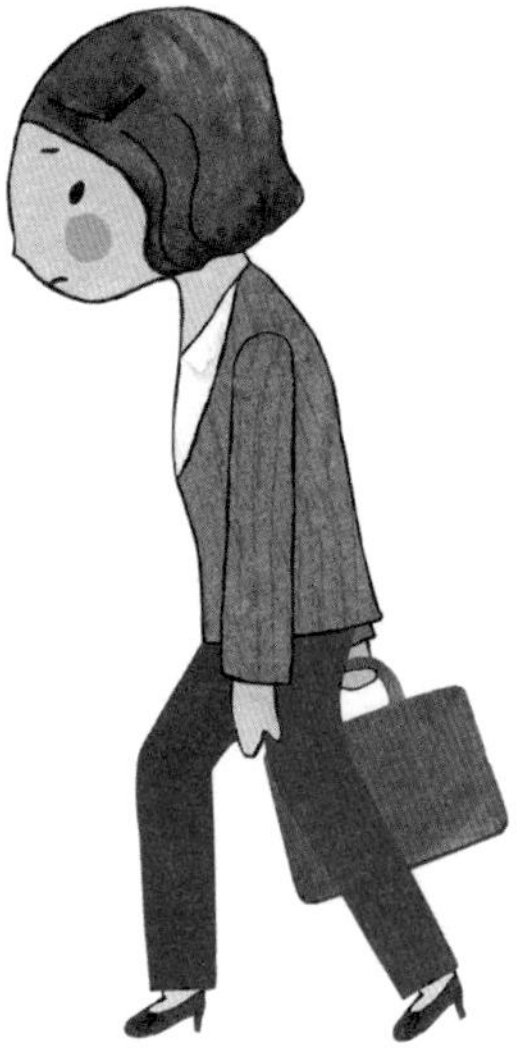

体幹が使えていない歩き方。いろんな所に固さや重さ、物足りなさなどの不快感がある

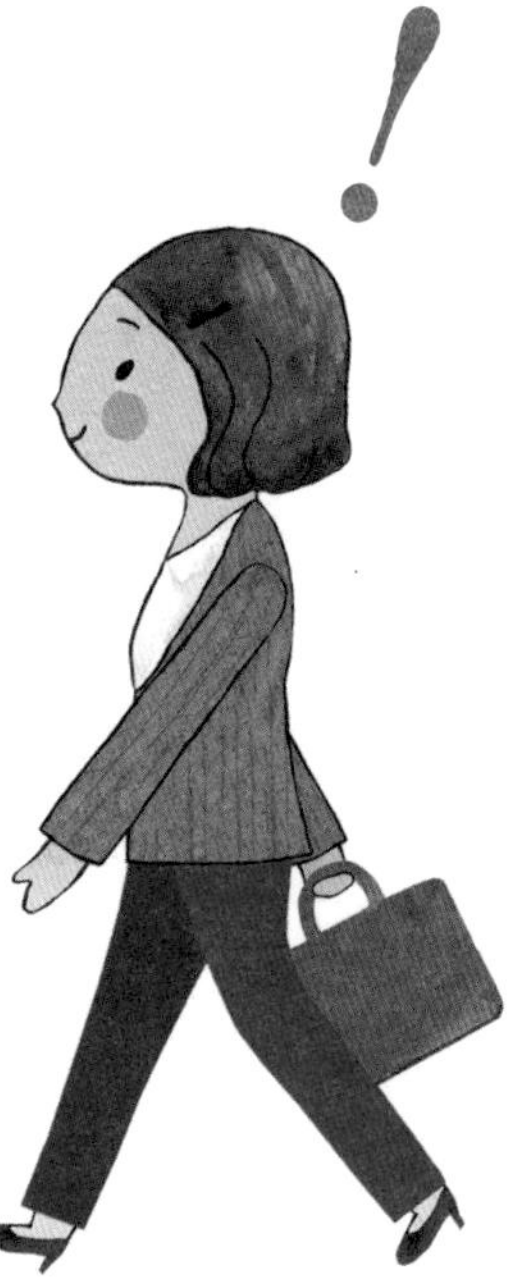

全身の筋肉の働きが自動的に修正されて勝手に良い歩きになる

早ければ数歩、長くても1分もかからずに、腰から下の緊張が消えてグッと楽になるはずです。

通勤やウォーキングなどで脚の疲れを感じた時でも、歩きながら疲労を取り除くことができる便利な方法です。

足の裏の接地や動きに違和感が残る場合は、もう一度スイッチを触ってから、リラックスした状態で**「〝うな〟が足の軸」**と認識してから歩いてみてください。

知るだけで変わります。

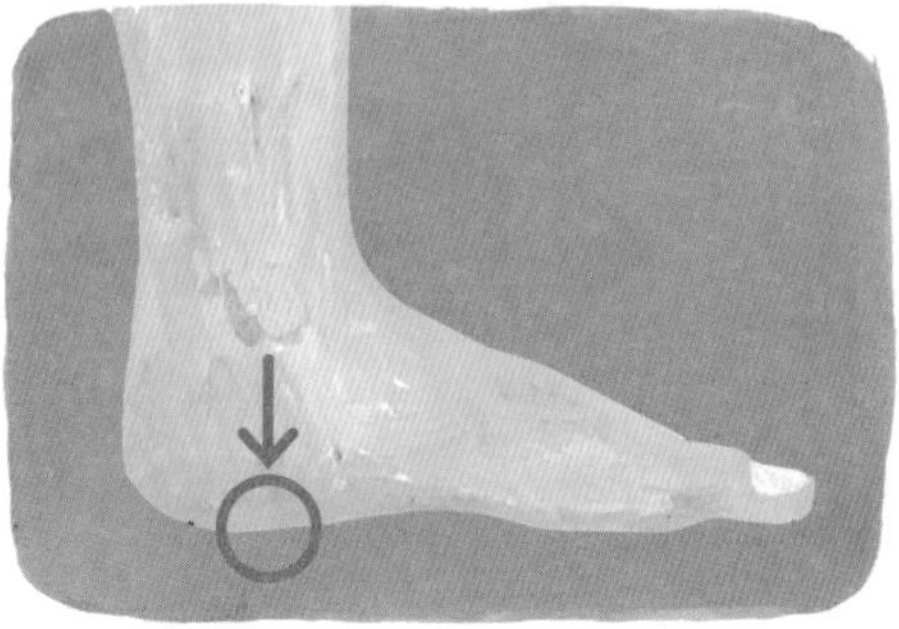

〝うな〟の位置は内くるぶしの真下、土ふまずとかかとの境目です

## ② 美尻、美脚、代謝アップスクワット

正しく無理のない快適な運動で手に入る美尻や美脚は無理な運動の末に手に入れたものよりもきっと美しいでしょう。

早速通常のものとの比較をしてみましょう。

まずはスイッチを使わないで数回ふつうにスクワットをしてみましょう。

（手の位置は自由です）

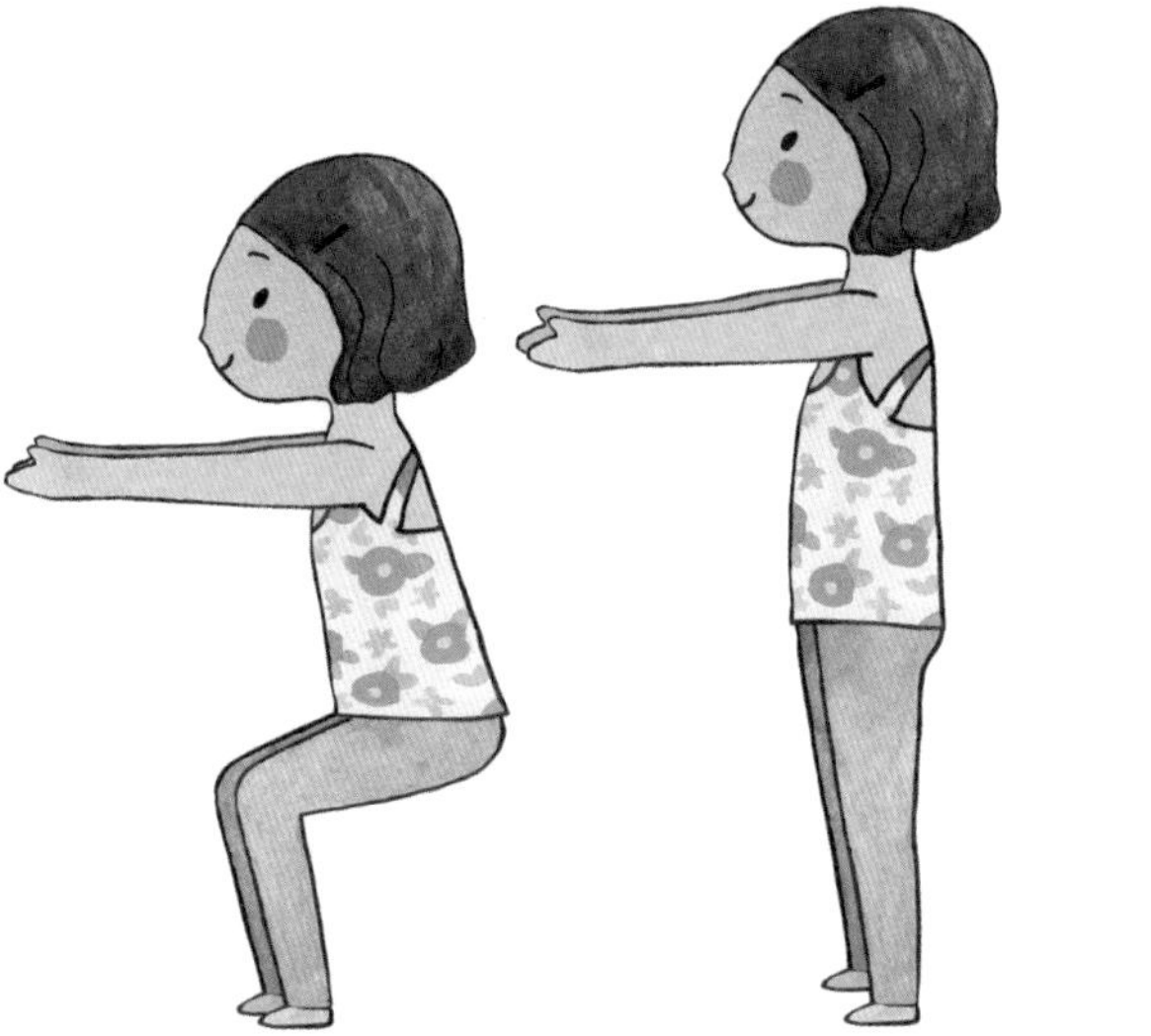

通常のスクワットは普段から身体を鍛えている人でもなかなかキツいものです。慣れていない方なら3回目くらいでお尻や太もも、骨盤回りなどに張り感や重さなどのキツさを感じると思います。

次に、**仙骨スイッチに触れてから**スクワットをしてください。

きっとキツさが大幅に軽減、もしくは感じずにできると思います。鍛えていない人でも10回くらいは楽にできてしまいます。

前項の「仙骨スイッチでなぜ健康になるのか」の③で示した、股関節周辺の筋肉の働く順序が正しいものになったことによる変化です。

何度も繰り返しになりますが、「効いてる

感」は筋肉がうまく働いていない証拠です。

両者の違いがわかった後は、鼻スイッチでも同様にできることを確認しておいてください。

鼻スイッチや仙骨スイッチを使うやり方を「あたりまえ」にしてください。

マシンなどを使ってさらに負荷をかけて鍛えたい方は、仙骨スイッチを「意識するだけ」で触った時と同じ快適な動きでできるように慣らしてから行うようにしてください。

あくまでも不快感がなく、勝手に正しい動きが取り戻された状態で、トレーニングを続けてください。

## ③ 橋のポーズ

**一般的な指導法による橋のポーズ**
仰向けに寝た状態から膝を立て、腰幅に開きます。
腰から背中の順で床から剥がすように腰を持ち上げます。

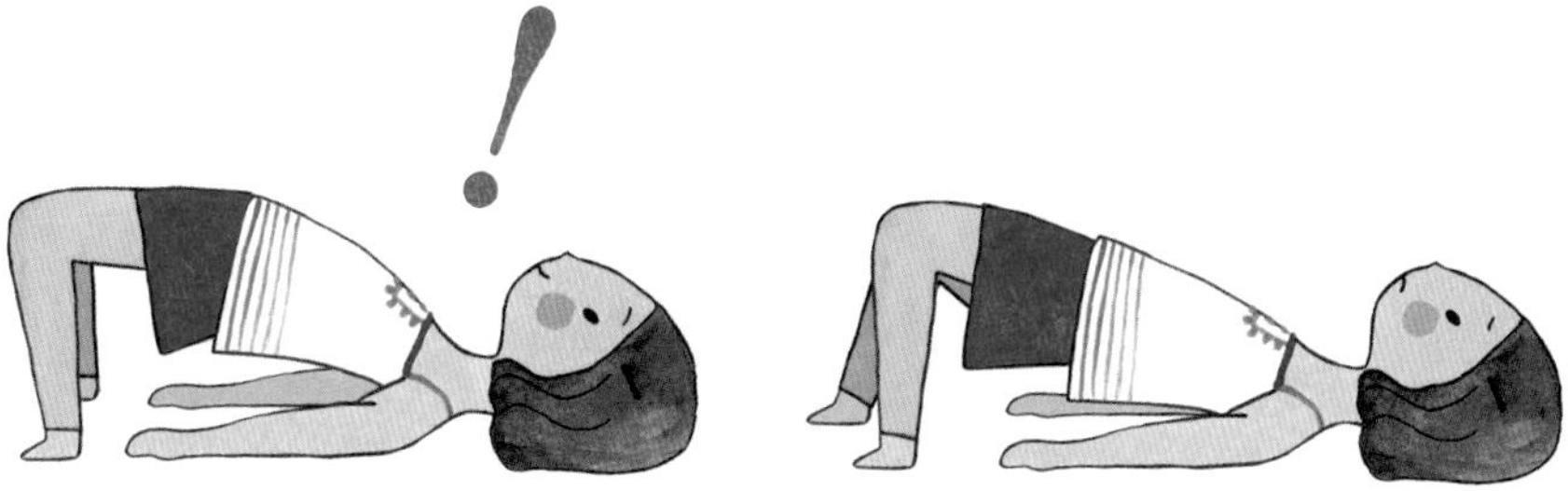

お尻や太ももにかけてキツさを伴いながらポーズが出来上がります。
仙骨スイッチの説明でお伝えした動きの順序が逆になって、体幹が使えていない証拠です。
試しにこの状態で声を出してみてください。胸や喉がつぶれたような声になっているはずです。他にも、全体的に余裕がないのを感じ取れるはずです。

**仙骨スイッチを使った橋のポーズ**

仰向けに寝た状態から膝を立て、腰幅に開きます。
仙骨スイッチを意識しながらヘソを膝の位置に向けてスッとスライドさせます。
勝手に腰や背中が浮き、胸が開いてポーズが出来上がります。

さて、比べてみていただいていかがでしたか？


橋のポーズは、股関節を正しく使うポーズだと言われています。

しかし前者の一般的な指導法ではキツさを伴う動きになってしまいます。

楽にできるということは、筋肉の働きも自動的に良くなっている証拠です。

魔法のスイッチを使った方法のほうが体にとって正解だとご理解いただけると思います。


うまくできたら、鼻スイッチでも同様にできることを確認しておいてください。

# 第4章
# 「魔法のスイッチ」を使って健康になろう

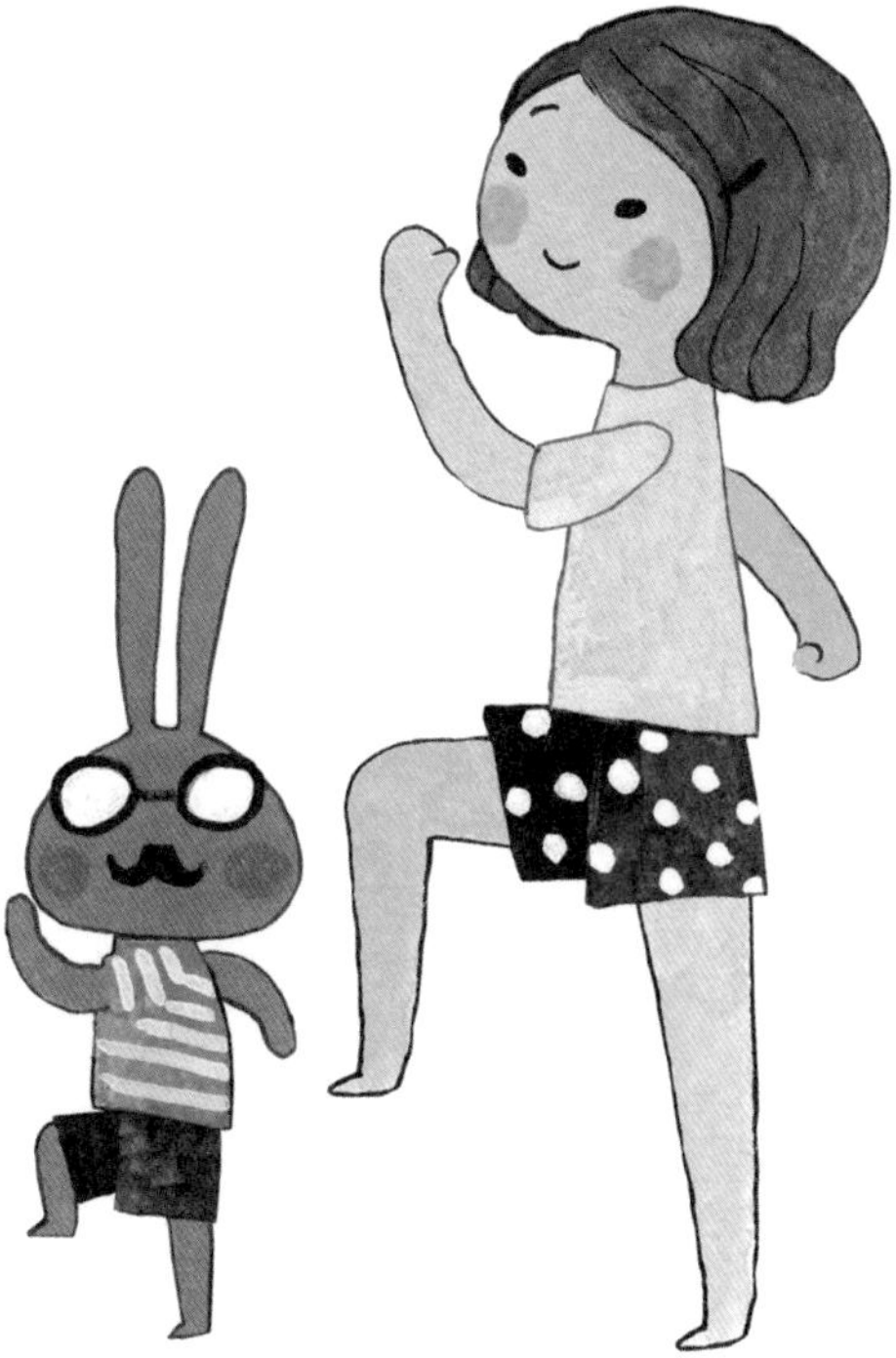

# 基本の日常生活動作のおさらい

本章では、著者がワークショップやセミナーで広めている、「魔法のスイッチ」を活用した整体法である**『体幹瞬間覚醒メソッド』**の一人版を公開します。

第1章『日常生活を快適にする「魔法のスイッチ」』を意識的に実践してくださったあなたなら、きっとうまく使いこなせると思いますので、とにかく気楽に前向きに取り組んでみてください。

**体が楽になるのは楽しいことですので、楽しく取り組むことが一番のコツです。スポーツを楽しむ前の準備運動にも最適です。ぜひ、取り入れてみてください。**

始める前に、最低限覚えておく必要がある基本のおさらいをしておきましょう。

**・魔法のスイッチは「無理な体の使い方」を助けるのではなく体の使い方そのものを「本来の快適なものに変える」ためのもの**

これが変わることが「治る」ということです。

**・本当の身体の中心軸の先端は「鼻の頭」**

軸が認識できていなかったり、頭のてっぺんだと誤解するだけで体は緊張します。

**・本当の良い姿勢は「リラックスの集合体」である**

軸が決まれば体幹は勝手に目覚めます。目覚めた体幹を活かして快適に暮らしましょう。

**・「正しい呼吸」は鼻呼吸**

横隔膜は鼻呼吸に連動します。横隔膜の固さは体幹の固さです。

個々のトラブル別に取り組む前に、朝起き上がる前や夜眠る時など、日ごろから次にご紹介する3つの**全身を変える体操を**やってください。

これだけでも多くのトラブルを解消できます。

**全身を一気に整える！**

# 労宮《ろうきゅう》うで振り

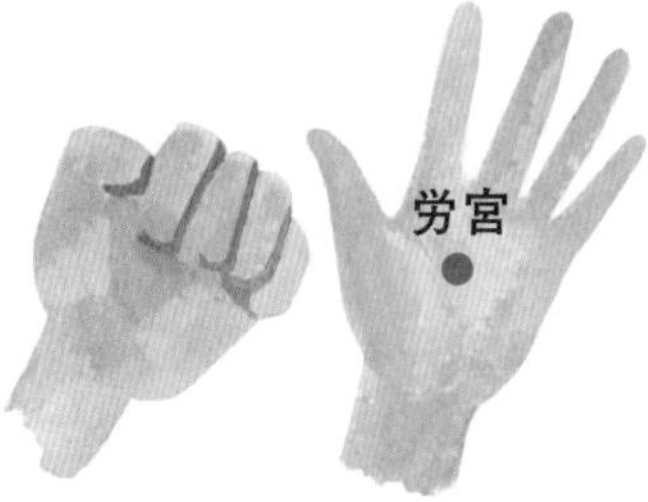


最初から最後まで**鼻を意識し、鼻で呼吸を維持**してください。

・親指以外の4本の指先が手のひらに着くように軽く握ります。ギュッと握るのではなく、軽いけどシッカリ握れている感覚です。その時に中指や薬指があたるポイントが**労宮**《ろうきゅう》というツボです。

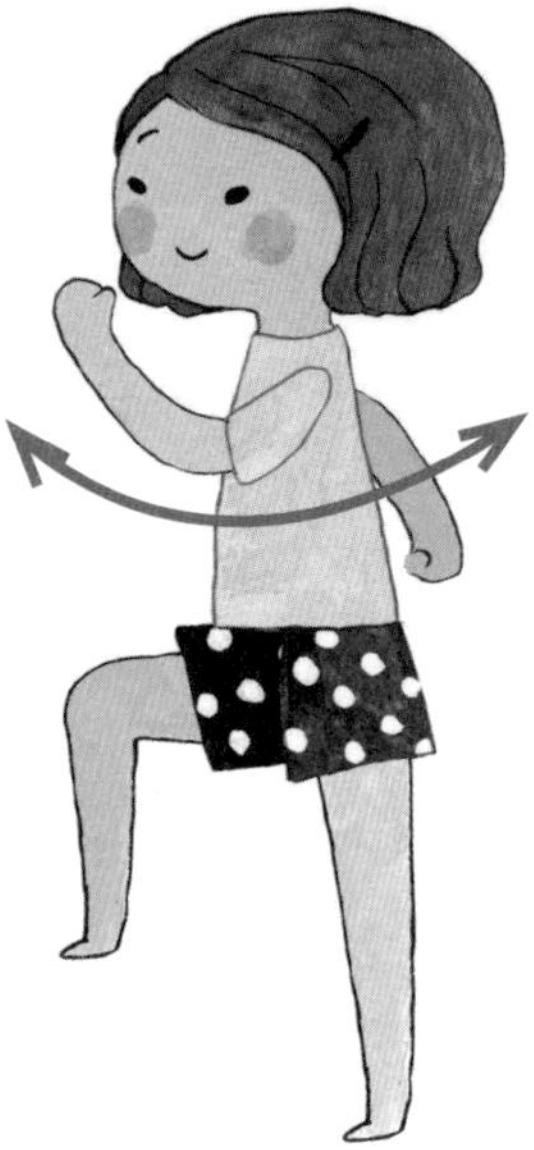

・両手ともに中指や薬指を軽く労宮に当てたまま肘をスッと曲げ、歩く時のように腕を前後に軽く振ります。胴体が自然に捻じれる動きになっていれば正解です。

・次第に、腕を振っているのか、胴体が動いているのかわからないくらいになってきます。その動きにあわせて、緊張が残っている所は解放してあげましょう。

・胴体の動きが起こらない場合は、鼻の意識がうまくできていないか、腕が緊張しすぎていますので、いったんストップしてゆったりと鼻呼吸をして再度やってみてください。

・腕振りを続けながら、意識するポイントを鼻から僧帽筋スイッチへ、次は横隔膜スイッチ、次は仙骨スイッチ、というふうに下へ移していきます。(目安は各スイッチで4～5回ずつ) スイッチの移動に従って動きも変わりながら大きくなります。

・立って行う場合は好きな脚幅に開いてください。腕振りを始めると足がジッとしていられなくなりますので、釣られるように足踏みも組み合わせてやってください。自然に全身運動になります。

・もう少し続けたい場合は今度は仙骨スイッチから段々と上のスイッチへ移していき、最後は鼻スイッチまで戻します。

全身を一気に整える！

# つま先コロコロ

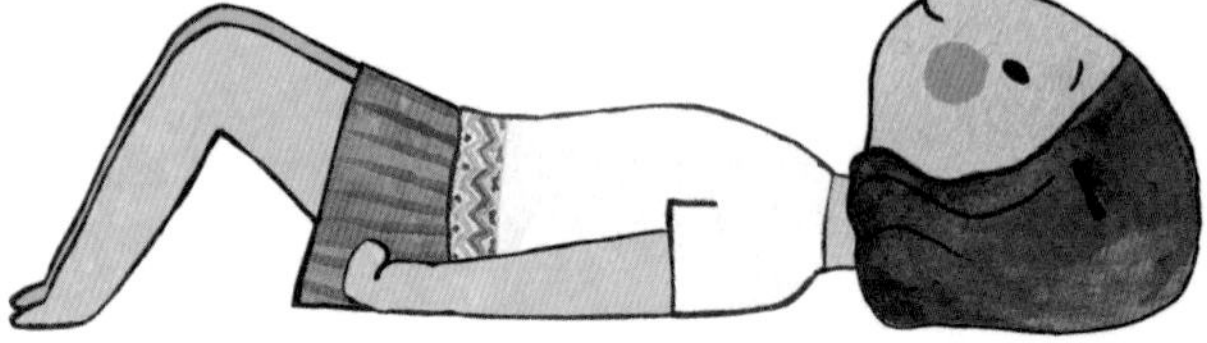

つま先は、他がリラックスできていても、ここの緊張一つで全身のバランスを崩すことができてしまう「裏スイッチ」です。

つま先は自分で意識していなくても力が入っていることが多く、また力を抜こうと思っても案外むずかしい所です。

しかし、この**つま先コロコロ**がうまくできると、自動的につま先の緊張が抜けます。

踵やひざの痛み、こむら返り、脚のしびれなどの下肢のトラブルだけでなく、肩こりや腰痛、頭痛、腕の痛みなどにも大きな効果を示すことが多い、全身のリラックスを作る体操です。

**鼻を意識し続ける**ことを忘れないでください。

・仰向けに寝てひざを曲げます。手は労宮腕振りと同様に中指がフンワリと手のひらの真ん中に触れている状態を作ります。

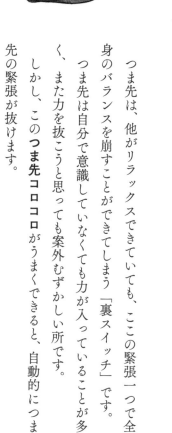

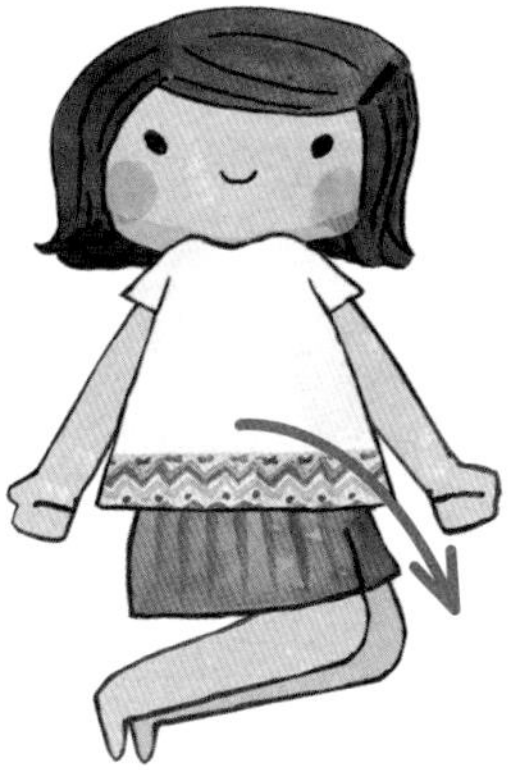

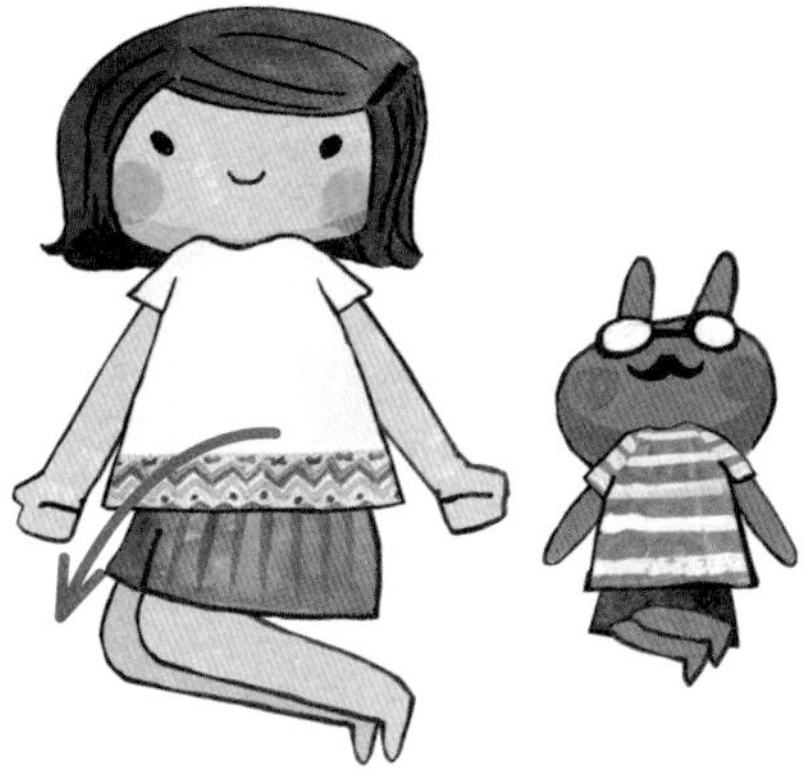

・足の指10本がフワッと楽に床に乗る位置を見つけます。ひざの角度や開き具合閉じ具合は自由です。

・鼻呼吸をしながらリラックスしてください。この時に膝が倒れてしまう場合は、リラックスしても倒れない足の位置を見つけてください。

・リラックスしたまま、一切力を使わずにどちらか一方の親指と、反対の小指に重心を移していきます。

・この時に、重心が移動した側（左の親指と右の小指なら右側に）にひざが自然に付いて来る感じでフワッと倒れて来ればうまくできています。

・真ん中に戻すときは指10本が楽に床についている状態に戻します。

・時折、足の位置を楽な位置に変えながら、どこが主体で動いているのかわからなくなり、力を使わなくても重心の移動だけで体が付いて来る感覚を楽しみながら、最終的には鼻や手の指先まで動きがつながってくる感覚がつかめたら終了です。

一休みして落ち着いたら、次の全身アクティベート体操に進みます。

全身を一気に整える！

# 全身アクティベート体操

軸の移動だけで、力を使わずに全身が動く感覚を養います。
両足同時が難しい場合は片脚ずつ慣らしてから両脚でやってみましょう。

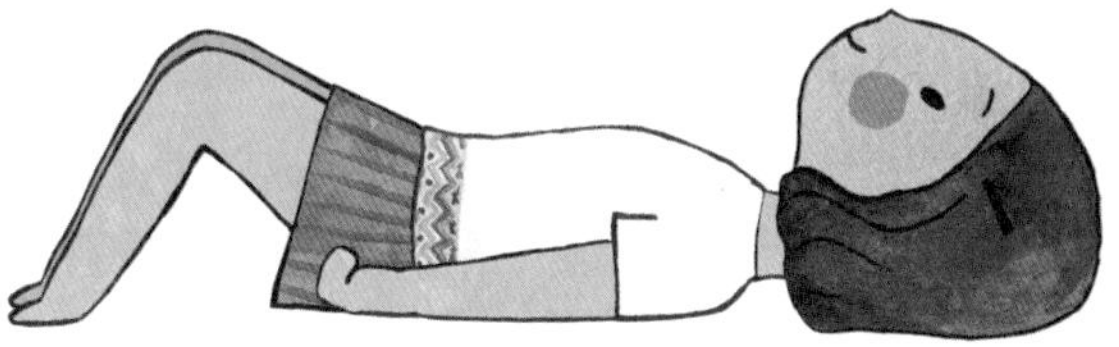

・つま先コロコロと同様に、**鼻を意識しながら**仰向けに寝て膝を立て、足の裏全体が気持ちよく床につく位置を見つけます。手は労宮腕振りと同様に、中指がフンワリと手のひらの真ん中に当たっている状態を作っておきます。

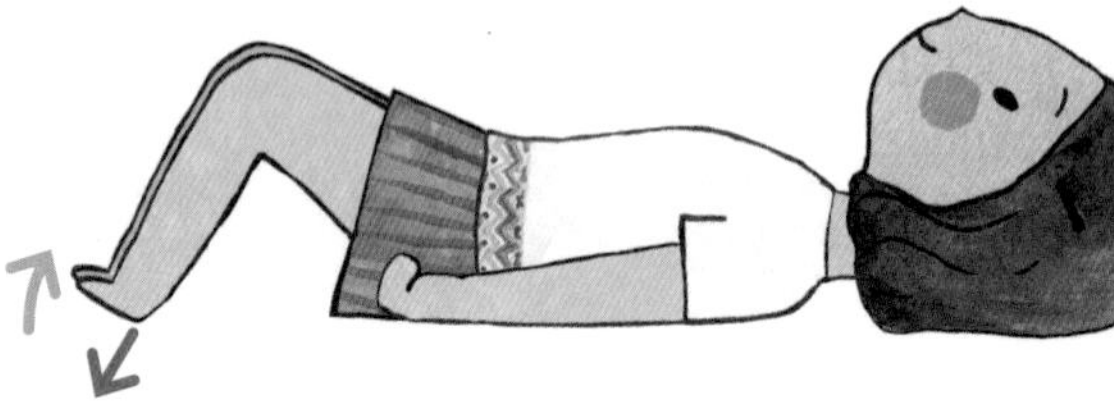

・**引き続き鼻を意識したまま**、全身で気持ち良く動くつもりで軽くかかとを踏み込みます。普段の力の1／10〜1／3程度を目安にすると良いです。

・つま先がフワッと上がってきます。そのまま体の内部で動きが足首から膝下、太もも、お尻やお腹、背中や胸と伝わって来るのを感じます。（動きが伝わって来た所が勝手に気持ちよく動いてしまう時は、体がやりたいようにやらせてあげます。この場合は気持ちよさや動きが自動的に止まったらアクティベート完了です）

・下から上がって来た動きで腰や胸が反ってきたらそれにつられるように腕を伸ばしたい方向に気持ちよく伸ばしていきます。この時に中指が労宮から離れてしまっても構いません。

・動きが、前は喉元〜鼻、後ろは背中〜後頭部〜おでこを通って鼻まで届くのを待ちます。

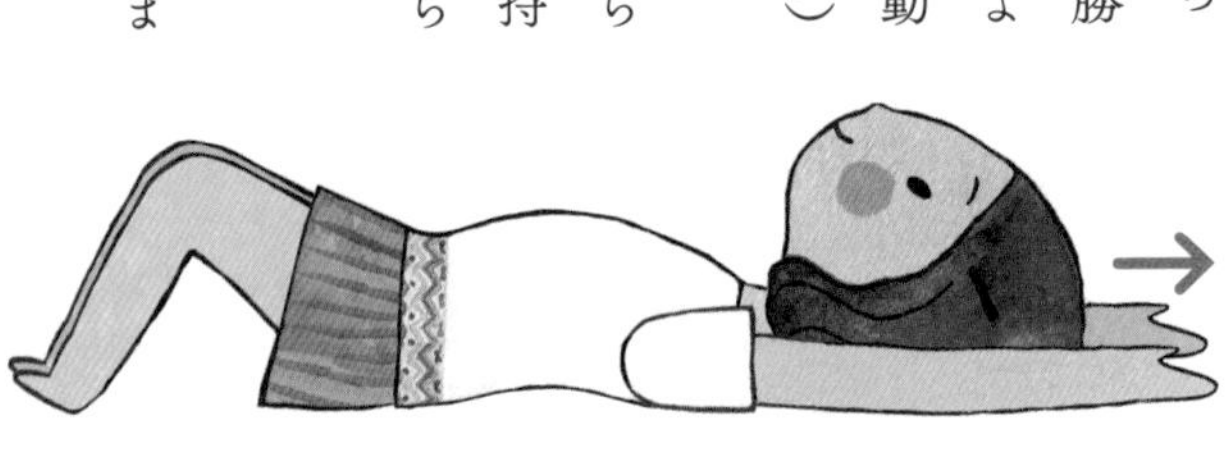

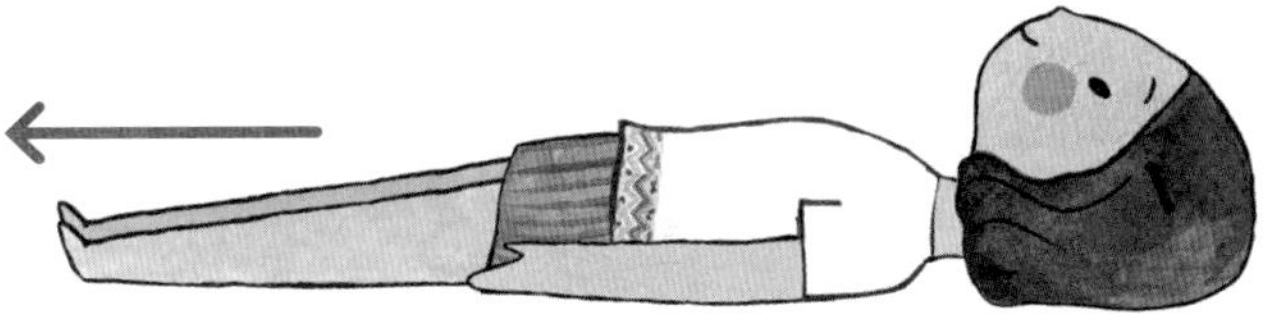

・鼻まで届いたら、両手の小指から体の側面を通ってお尻まで動きが下りてきます。

・お尻まで動きがきたら、足の内くるぶしとかかとが気持ちよく向こうに伸びていく感じで脚を伸ばしていきます。

・そのまま気持ちよく全身が伸び、満足したら終わりです。

やりすぎに注意をして、ただ単純に「全身が違和感なく気持ちよく伸びる」感覚を得られるのを目標に、あと1～2回繰り返してみましょう。

※途中で姿勢を変えたくなった時には体の感覚を優先して姿勢を変えてください。

※ギュッという効いてる感や力みがある場合は力が入りすぎていますので、いったん止めて、もっと軽くやってください。

これが〝体幹瞬間覚醒体操〟です。

単純に気持ち良いものなので、調子の良しあしに関わらず毎日やると良いです。

気持ちよい一日のスタートと締めくくりができます。

## さまざまな不調を解消して健康になる

「魔法のスイッチ」を使った不調解消は、実際には何か特定の症状の解消という形では行わず、あくまでも**全身が正常に働くことで「調子が良い体」での生活に慣れていき、それによって健康を実現していく**ものです。

これまでにお伝えした3つの全身を目覚めさせる方法だけでも、7〜8割のトラブルは自動的に解決します。

他の症状を良くしたい場合は「全部が良くなれば当然○○も良くなる」とイメージして、次にお伝えする方法を実践してください。

**くれぐれも無理に一発解消を狙わないようにしてください。**

体の変化は時間差で起こることが多いです。

数時間、数日、数週間後に**気付いたら痛いのを忘れていた、**という状態になっていれば良いのです。

## ①肩こり・腰痛・背中・胸（肋間神経痛など）太もも、膝などの不調

肩こりに限らず、これらのトラブルは単にその筋肉がこっているというだけでなく、実際には腕や脚などのさまざまな緊張などによって起きたバランスの崩れを体幹で補正しているために起こります。

なので、長期的には鼻の軸を活かした、本書でいうところの**「体幹が目覚めた生活」**を続けることで自動的に解消していきます。

また、先に説明した〝裏スイッチ〟である「つま先の緊張」が解消すると、全身が前のめりになるのを防げますので、それだけでも体幹の固まりやすさを軽減することができます。

ここでは肩こりをサンプルに解説しますが、基本的に上半身に限らず、他のトラブルも同じ方法で解消や軽減が可能です。

### 肩こりを軽減する方法

肩こりは、一般的には僧帽筋《そうぼうきん》が固くなることで起こるトラブルです。

しかし、単純に僧帽筋が固まっているのではなく、実際には下半身を含む全身の無理な動きやバランスの悪さを僧帽筋が緊張する事で補正して、その結果として肩や背中にこりや張りが現れています。

要するに、

**全身がちゃんと動いていれば、僧帽筋は固まる必要がないので肩はこらない**

という方程式が成り立つのです。

これは、筋肉の名称を変えれば他のすべての症状に共通して成り立つ公式ですので覚えておいてください。


肩こり解消の一番の方法は、基本の3つの体操でお伝えした**「労《ろう》宮《きゅう》腕振り」**です。

そして、なんとなく残っている表面的な名残りは、鼻を意識しながら軽く揉みほぐしてあげます。固い所を揉みほぐすのはあまり勧めませんが、名残り程度であれば気持ちよさも味わえますので良いと思います。

最後に気持ちよく伸びでもして落ち着いたら終わりです。


これで大幅にこりや症状が和らいでいるはずです。あとは思い出した時にサッと解消しておくと、次第に不調に陥りにくい体になってきます。

## ②肩と腕の不調　肩関節、上腕、肘、前腕、手首、指、股関節、お尻

これらのトラブルにも①で登場した**労宮**が非常に役に立ちます。

中指で労宮に触れていることで、腕の軸が活きてきます。

ここで出てくる症状に関しては三角筋《さんかくきん》が柔らかくなれば大体解消できています。

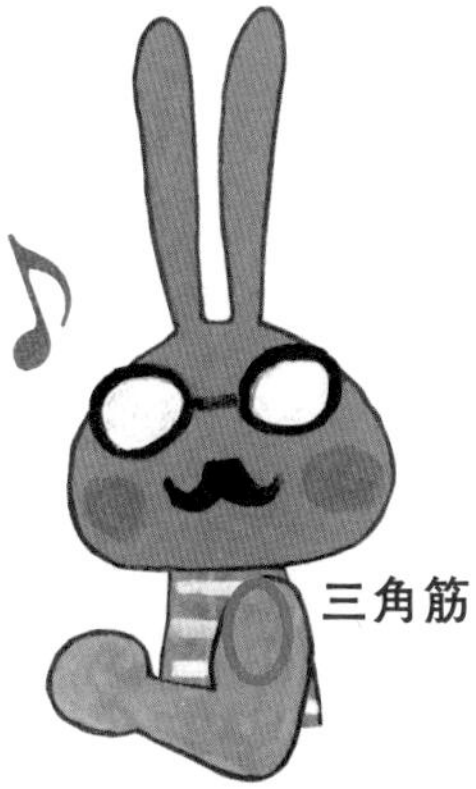


僧帽筋スイッチの所でも触れましたが、三角筋は上半身の筋肉としては最大の体積（面積×厚み）を持っています。
言い換えれば、上半身で最強の筋肉と言えるこの三角筋が、柔らかくしなやかな動きを維持するようになる意味は非常に大きいのです。

では、どうすれば良いのか？　**僧帽筋スイッチ**の登場です。

僧帽筋スイッチにサッと触れてから中指の先をスッと労宮に当て、そのままゆっくりと力を使わずに動く感覚を味わいながら腕を前後にねじっていきます。

左右の腕のねじれを比べて、楽にできる方から始めます。

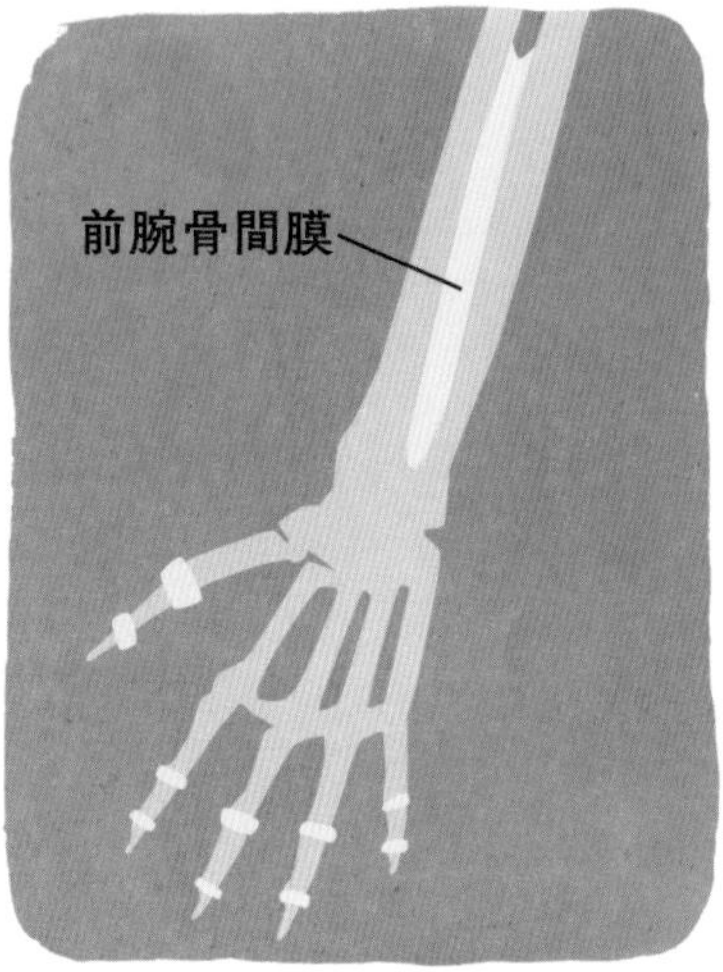


普通に手首や前腕を捻ると筋力で動かす感覚になりますが、僧帽筋スイッチ＋労宮に中指のコンビを使いながら腕はダラン、上の図の**前《ぜん》腕《わん》骨《こっ》間《かん》膜《まく》**を気持ちよくひねってあげるというイメージで動かすと、自然に肩関節の奥まで抵抗なく動き始めます。

さらに続けていくと反対の腕や、首、股関節や胴体など全身の連動までつながります。

全身気持ちよく連動できたら、今度は片方ずつ、腕の力をほとんど使わずに伸びをします。目安としては、**「タンポポの綿毛を移動させる程度の力」**です。

練習してみましょう。中指と手のひらの間にタンポポの綿毛があります。綿毛に意識を集中して、その綿毛を上に上げていってください。どうでしょうか？　力を使わずに楽に腕が上がっているはずです。

この感覚を活かして腕をプルプルさせたりスイスイと早く動かすのも効果的です。

一度コツをつかみさえすれば、時間を使わずに簡単にできますので活用してみてください。

## ③頭痛、めまい、吐き気、耳鳴り、首のトラブルや顎関節症、足首、脚のしびれなど

これらは呼吸の浅さや、上半身のねじれ動作が固くなっていると起こりやすいトラブルです。単に首や頭周辺が緊張しているだけではなく、そこから遠く離れた骨盤や股関節周辺の緊張が大きく影響しているケースが非常に多いです。

呼吸についてはP155「無限深呼吸」を試してください。

上半身のねじれの固さは、**つま先コロコロ**や、日常の**鼻スイッチ**を活かした動きでも充分に改善は狙えますが、ここでは骨盤や股関節のトラブル解消のエキスパートである**仙骨スイッチ**の登場です。

お尻や太ももの側面（大腿筋膜張筋《だいたいきんまくちょうきん》や腸脛靭帯《ちょうけいじんたい》）のツッパリ感や触った固さをチェックしておきましょう。

マッサージでも痛いだけで解れにくい所なので、この方法を知っておくと便利です。

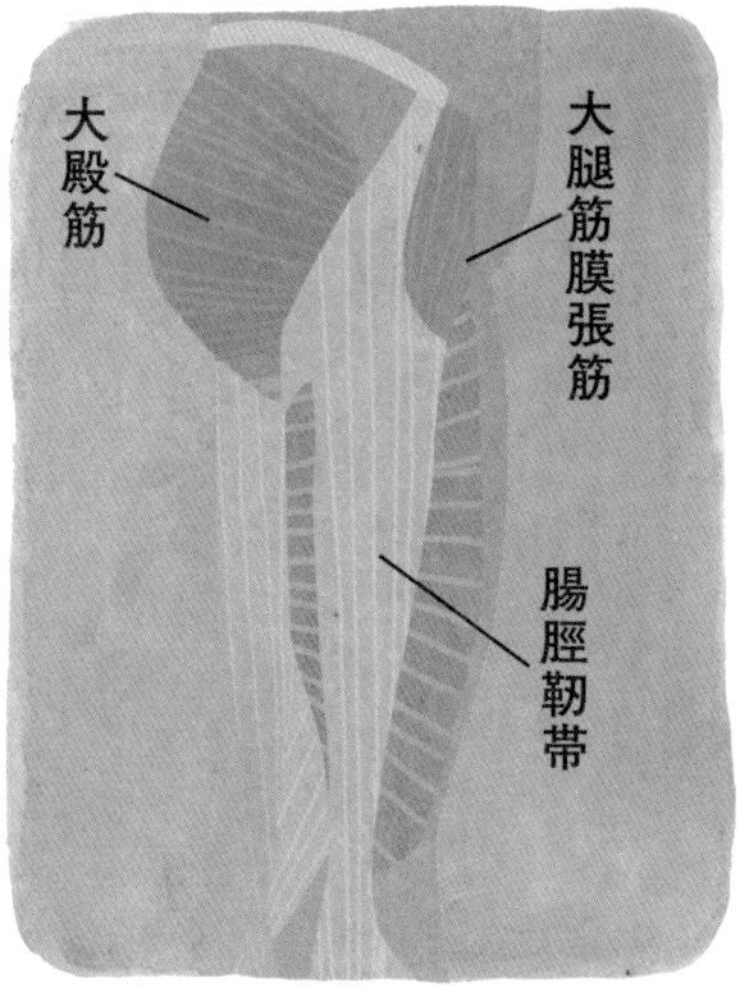

### 椅子に座る場合

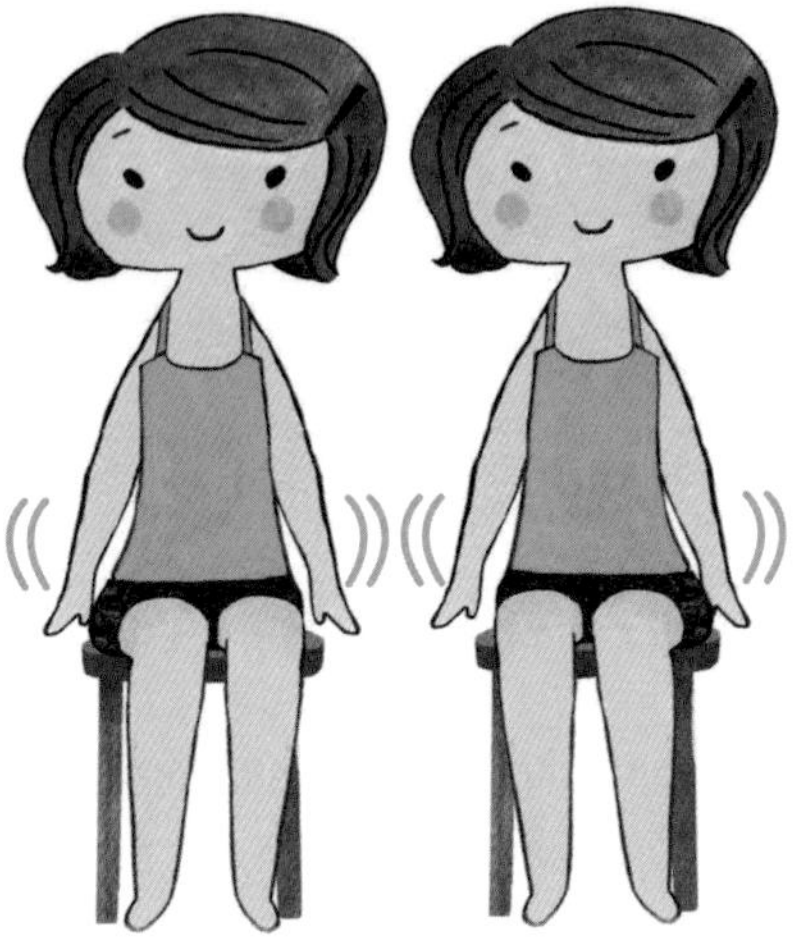

呼吸は鼻、手は労宮を中指で触る形を作る。仙骨スイッチに軽く触れてから、もしくは仙骨スイッチを意識しながら骨盤を捻じったり左右にユラユラします。

股関節や骨盤回りの緊張が解れ、体幹全体が揺れてきます。首や肩、腕にも揺れが伝わってきたら、その揺れを利用して力を抜いていきます。最終的に全身が抵抗なく、気持ちよく揺れるようになれば完了です。

### 床に座る場合

呼吸は鼻、手は労宮を中指で触る形を作る。仙骨スイッチに軽く触れてから、もしくは仙骨スイッチを意識しながら、アグラでも正座でも長座（脚を伸ばした座り方）でも構いませんので、とにかく一番楽な座り方で座り、骨盤を捻ったり左右にユラユラします。

あとは椅子に座る場合と同じです。

**立ってやる場合**

鼻呼吸、手は労宮に中指、仙骨スイッチをONにして一番楽な幅に足を開きます。後は同様に骨盤を捻ったり左右にユラユラしてください。

膝の緊張感に気付いたら揺れを利用して力を抜いていきましょう。膝の力が抜けた方が不思議と脚の安定感が高まってきます。

どの姿勢で行った場合も、最初にチェックしたお尻や太ももの側面の緊張が軽減していれば成功です。毎日続けておくと柔らかさを自然に維持できるようになります。

# 全身の軸を一気に働かせる別の方法

脚の緊張が強い場合、残念ながら魔法のスイッチが利きにくいことがあります。その場合は、ぜひこちらの方法を試してください。

実際に私の整体院でも、これをお伝えしただけでさまざまな不調が消えてしまう事も多く、瞑想効果も非常に高い方法です。

1、仰向けに寝ます。膝は伸ばしても曲げてもどちらでも構いません。あなたにとって一番楽な仰向けを見つけてください。

2、両脚の内くるぶしの下、「うな（P172参照）」を意識しながらゆったりと鼻呼吸をします。この方法は呼吸が深くなりやすいので、無理に深い呼吸をしないでください。

3、数回の呼吸で胸や鎖骨のあたりが自然に動き出しますので、それを感じられたら「うな」への意識は続けながら労宮を中指や薬指の先端で触れます。これで全身のすべての軸が目覚めています。

4、そのまま「無限深呼吸」に入っても良いですし、体を動かしたければ気持ちよい伸びや、左右への膝倒し、鼻の先端を左右に動かすなど簡単な動作で全身の連動を誘発してください。その際に**「全部の軸が活きているのだから、脳が全身の筋肉を正しくコントロールしてくれる」**と信頼することが最大のコツです。

例として仰向けで書きましたが、慣れると電車やバスを待ちながら立ったまま、デスクでの仕事中に少し手を休めて、自宅でテレビを観ながら　などでも深いリラックスを味わうことができますので、ぜひコツを掴んでみてください。

「うな」を意識しながら、左右それぞれの足にとって一番楽な位置を見つけると良いですよ。

# 最終章
# 極意の書

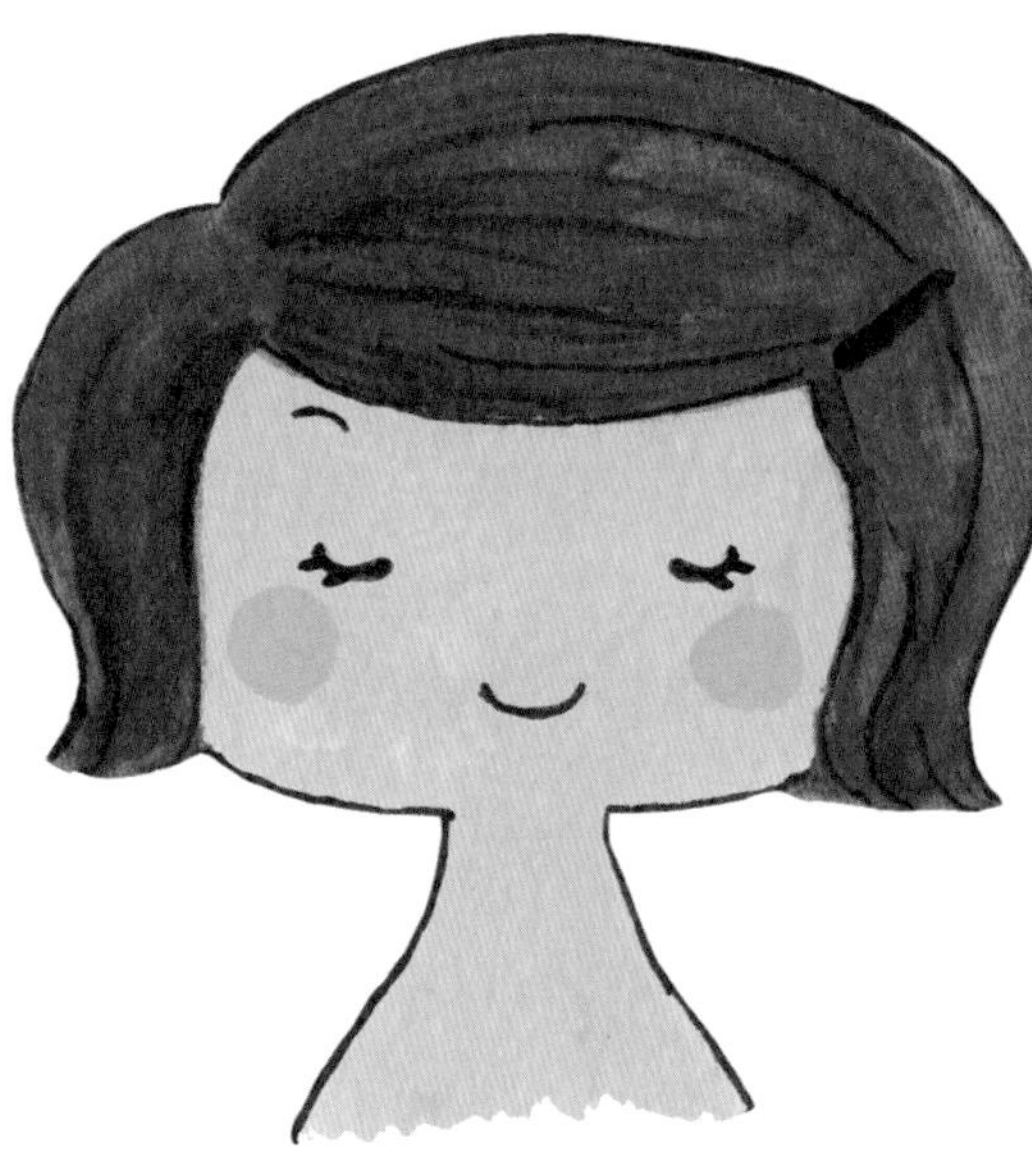

# 健康を追い求める人々が何十年もかけて悟る「健康の真実」に一瞬でたどり着く方法

本書ではここまで、**「魔法のスイッチ」**を使うことで体と意識を変える実践を進めてきました。

ここからは、人間の本質である**「意識」**を切り替えることで、体と、あなたの日常をより良いものに変えていくレッスンを進めていきます。

難しそうですか？

いいえ、魔法のスイッチで体の変化を感じることができたあなたにとっては「驚くほど簡単」です。

勘の良い人ならば、既にもう気付いているかもしれません。

では始める前に、好きなスイッチを使って鼻で呼吸をしてリラックスしましょう。

準備ができたら楽しく読み進めてくださいね。

# 自分の本心の言葉に耳を傾ける

少し抽象的な質問です。

**過去に不調を感じた時の事を思い出してみてください。**
**あなたはその時にどう感じましたか？**

少し考えてみてください。次のページに答えが書いてあります。

さて、どう感じていたでしょうか?
…そろそろいいですか?
答えを言ってしまいます。

**「あら、おかしいな。こんなはずじゃないのに」**

こう思ったはずです。
実はもうここにすべての答えがあるのです。
「おかしい」と思ったということは、
あなたの本心は、

**「私は健康である」**

と言っているのです。

もし、あなたの本心が「私は不健康だ」と言っていたとしたら、何かしらの不調を感じた時に違和感を抱くことはありません。

逆に、健康な状態に対して違和感を覚えるはずなのです。

少なくとも、この本に興味を持った時点であなたは不調ではなく健康に興味があるはずですし、それを望んでいるのは間違いないことです。

健康な状態に対してあなたが違和感を抱かないのであれば、安心して

**「私の本心が、私は健康だと言っている」**

と認識してみてください。

ひとまず、ここまではOKでしょうか？

何度か読み返して確実にOKと言える状態になってくださいね。

# 「思い、発言、行動」を本心に寄り添ったものにする

仏教の言葉に**「身口意《しんくい》」**というものがあります。

・「身」は行動や態度
・「口」は発言（頭の中の独り言を含む）
・「意」は思考や自分の注意が向いているもの

をそれぞれ意味していると捉えてください。
この行動、発言、思考の一致が大切であることは、さまざまなところで語られているのでご存知だと思います。

では、何に対して「身口意」を一致させていけば良いのでしょうか？

そう、あなたの本心が言っている

**「私は健康だ」**

に対してです。

**「健康」を選択せよ**

では、実験をしましょう。（もう鼻呼吸は当たり前にしてください）

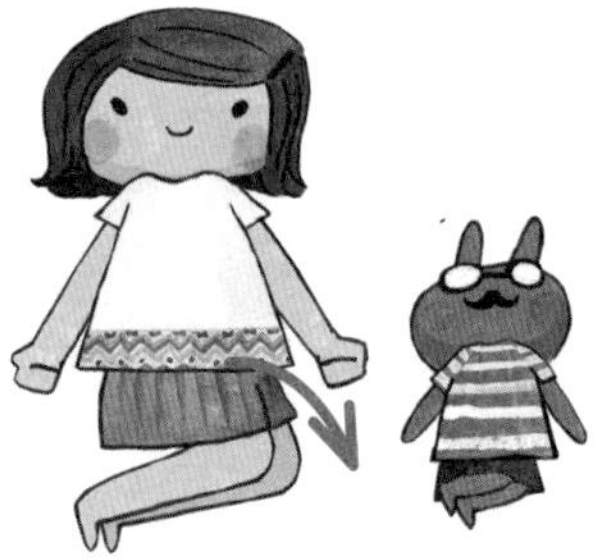

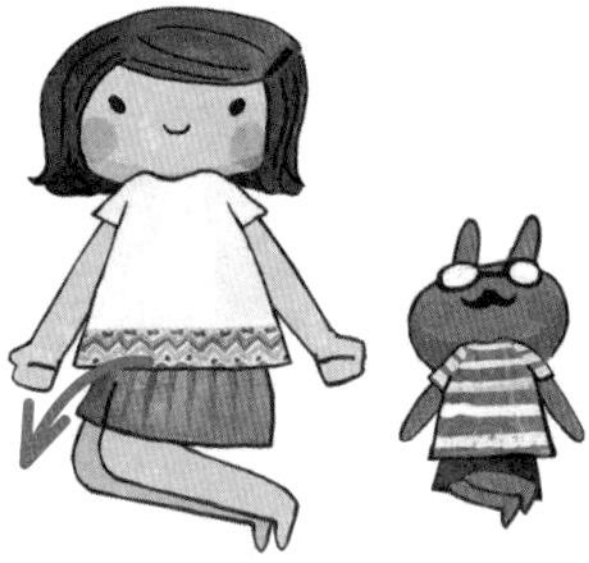

まずは普通に仰向けに寝て、膝を左右に倒す動きをしてください。

そしてその時の動き具合や左右のそれぞれの感覚などを覚えておいてください。

次に、以下の例文を参考にして、あなたの本心が言っている「私は健康だ」と身口意を一致させていきます。

例文

**「私は健康だ。健康だから体の使い方も上手なのよね。だから体なんか当たり前に楽に動いちゃうのよね。ほら！（膝を左右に倒す）」**

さあ、いかがでしたか？

**全身が勝手に連動して快適な動きができたはずです。**

**もしかしたら「魔法のスイッチ」を使うよりも快適だったのではありませんか？**

そして、もうあなたは既にこの変化を不思議なことだと思わなくなっているはずです。

実は健康とはこの程度のものなのです。

神聖視したり、年齢のせいで…といった考えがどれだけ「洗脳的」だったか気付いていただけたと思います。

面白かったら他のあらゆる動作も試してみてください。体はちゃんと変わります。

今後は、「健康な人として生きる」を当たり前にしておいてください。

そして、魔法のスイッチは補助程度に使ってください。

できなかった場合は「うまくやってやろう」と意識しすぎていると思います。

「うまくやってやろう」は裏を返せば「できない」と言っているのと同じです。

スイッチを使った時のように**「動きそのものは脳がやってくれる」**の感覚を思い出し、安心してもう一度トライしてみてください。勝手にうまくいきますから。

これが極意です。これ以上に何か必要だと思いますか?

# 健康の極意を「夢の実現」に活かす

健康を実現することと、あなたが夢を叶えることに差はありません。

つい先ほど「健康な人」として動いたら、脳がそのように身体をコントロールしてくれる事を体験したばかりです。

では、あなたが何か不幸せや不満感を抱いている時、あなたの本心は何と言っているでしょうか?

もうわかっちゃいましたよね? そう。

**「おかしいな、こんなはずじゃない」**

要するに、

## **「私は幸せだ」**

が、あなたの本心の言葉なのです。

脳にとって、あなたを健康にすることと、あなたを幸せにすることとは、何の違いもありません。

夢だなんだと語る暇があるなら、あなたの **「私は○○だ」** の声に従って行動しましょう。

身体の動きが変わったなら、夢を叶えるのもそんなに難しくないはずです。

デッカイ夢、叶えましょう！

エピローグ

# 地球上の70億人が当たり前に健康でいられる世界へ

プロローグでも書いた通り、私は本書を「不調で苦しむ人がいない世界をつくる」ために書き上げました。

それまでは、栃木の田舎町（さくら市の皆さんごめんなさい。私はさくら市ラブです。）の小さな整体院の経営者でしかありませんでした。当然、モノの考え方も自分の身の回りの小さな世界だけを対象にしたものでした。

しかし、段々とその自分の在り方に違和感を覚え始め、ある時、徹底的に内観をして、自分自身がゴールとして何を望んでいるのかを見つめ続けました。

その時にどんなゴールを選んだか？　はここでは触れませんが、そこに至る途中経過で「療術家を卒業する」というサブゴールがあることに気付きました。楽しみもありましたが、基本的には相当な苦しみも味わいながらも、20年以上愛情をもって私なりに真剣に歩んできたこの道を卒業するというのは、最初はとても認められない選択だと思いました。当然ですよね。

しかし、卒業が何を意味しているのかを、鼻呼吸でＩＱを高めながら（笑）見つめたときに、あるヒントが見えたのでした。

「あ、そっか！　調子悪い人がいない世界にしちゃえば良いんだ！」

正直、突飛な発想だと思います。しかし、これならば途中で投げ出すわけでもなく、堂々と卒業できることもわかりました。

この思いを胸に抱いている時に、魔法のスイッチ誕生秘話で登場した出来事があり、追究していく段階でクライアントさんの回復がどんどん早くなり、平均たった2回程度の来院で不調からの卒業に導くことができるようになりました。

このメソッドを世に広めて、もっと多くの人の役に立つことが、私の夢の実現に近づくと感じていた頃に、本書のプロデューサーである小池義孝氏とのご縁を頂き、不調で苦しむ人がいない世界を作るメソッドを世に届けるための執筆が始まりました。

もともと文章を書くことは好きでしたが、まさか自分で本を書き、世に出回るなんてことは、1年前の自分では想像もつきませんでした。

しかし、ゴールとなる大きな目標を定めて行動を開始したことで、このように実際に世に出すことが叶ったのです。

前項の「健康の極意を夢の実現に活かす」は、実は私自身が実践し、このように結果を出したメソッドなのです。

「不調で苦しむ人がいない未来」は道半ばですが、それはいつか叶うと安心しています。

あなたが健康であること、あなたが夢を叶えて幸せであること、

これは私にとっても夢なのです。

私たちの夢はつながっています。夢のつながりが未来を作ります。

あなたとこのように夢が共有できた喜びと感謝をお伝えさせていただき、筆を置きます。

# ありがとう

著者

Special Thanks

執筆にあたりさまざまなご指導を戴きました。
代表作「ねこ背は治る！」の著者　小池義孝様

宇都宮で美味しい和食ならここ！
天然食彩庵「恩」　河野辺ご夫妻

ワークショップ開催場所として素敵なお店をお借りしました。
那須高原の最高のレストラン　アワーズダイニング　濱口ご夫妻

「最高の答えは自分の中にある」を体感させてくださった令和のジャンヌ・ダルク
メンター、コーチ　丹七美様

認知科学式コーチング・ヒーリング、
内部表現書き換えのスペシャリスト！　菅原一真様

トランコムＳＣ株式会社　芳賀事業所の皆さま

## 那須 公宏《なすきみひろ》

1977年 神奈川県逗子市出身
カラダとマインドの両面から本来の健康を取り戻す
「Kimmy Works」代表


10歳の頃、小児喘息で苦しんでいた時に
母に連れられて行った整体を受けた時に
将来自身もこの道を進むことを志す。

認知科学、神経学などに裏打ちされた
独自の着想を活かした施術が評判を呼び、
栃木県での活動がメインながら
全国からクチコミでクライアントを迎えている。

趣味は自宅の庭でのキャンプ
ワシントン州産ワイン愛好家
70～80年代ハードロック、サザンオールスターズを愛聴
ギターは永遠の初心者


講演、ワークショップ、執筆などのご依頼は
メール kimihiro5150@gmail.com からお願いいたします。

その他、個人セッションやセラピスト育成セミナーなど詳細は

https://kimmy-works.blogspot.com/

をご覧ください。
（右の QR コードからもアクセスできます）

本書は、
『魔法のカラダスイッチ大全』（2020年9月26日初版発行）
の新装版として刊行したもので、内容は同一です。

体幹を整えて不調を消す
魔法《まほう》のカラダスイッチ大全《たいぜん》［新装版］

二〇二〇年（令和二年）九月二十六日　初版第一刷発行
二〇二三年（令和五年）十二月十九日　新装版発行

著者　那須 公宏
発行者　石井 悟
発行所　株式会社自由国民社
東京都豊島区高田三―一〇―一一　〒一七一―〇〇三三
電話〇三―六二三三―〇七八一（代表）
イラストレーション　r2（下川恵・片山明子）
造本　JK
印刷所　奥村印刷株式会社
製本所　新風製本株式会社